La République de Guinée en voie de la couverture sanitaire universelle (CSU)

N'Famara CAMARA

La République de Guinée en voie de la couverture sanitaire universelle (CSU)

L'Harmattan
Guinée

Du même auteur chez l'Harmattan

Les espoirs perdus, 2021
Ma santé souffre. Roman, 2024

L'Harmattan, 2024
5-7, rue de l'École-Polytechnique, 75005 Paris
http://www.editions-harmattan.fr
ISBN : 978-2-336-50403-2
EAN : 9782336504032

Sommaire

INTRODUCTION

Dans la constitution guinéenne, l'accès aux soins de santé est un droit pour tous. Cependant, la majorité de la population n'y a pas accès. Aujourd'hui l'espoir est tourné vers la couverture sanitaire universelle (CSU).

La couverture sanitaire universelle (CSU) est un objectif de santé reconnu et poursuivi par la communauté internationale et les pays membres de l'Organisation mondiale de la Santé (OMS)[1]. Selon cette institution, l'objectif de la CSU est de faire en sorte que « chaque personne peut avoir accès aux services de soins de santé dont elle a besoin, où et quand elle en a besoin, sans être exposée à des difficultés financières. » Cela concerne l'ensemble des services de santé essentiels tout au long de la vie, de la promotion de la santé à la prévention, au traitement, à la réadaptation et aux soins palliatifs. Pour assurer la prestation de l'ensemble de ces services, il faut des personnels de santé et d'aide à la personne qui possèdent une combinaison optimale de compétences à tous les niveaux du système de santé, qui soient répartis

[1] L'Organisation mondiale de la Santé est une agence spécialisée de l'Organisation des Nations Unies (ONU) pour la santé publique créée en 1948. Son siège se trouve en Suisse. Elle est chargée de diriger l'action sanitaire mondiale, de définir les programmes de recherche en santé, de fixer des normes et des critères, de présenter des options politiques fondées sur des données probantes, de fournir un soutien technique aux pays et de suivre et d'apprécier les tendances en matière de santé publique.

équitablement sur l'ensemble du territoire national, à qui il est apporté un soutien adéquat avec un accès à des produits de santé de qualité garantie, et dont les conditions de travail sont acceptables.

En protégeant l'ensemble de la population des conséquences financières du paiement direct des services de soins de santé, on réduit le risque qu'il sombre dans la pauvreté lorsque des services de soins de santé dont il a besoin le forcent à dépenser les économies de toute une vie, à vendre leurs biens ou à s'endetter, détruisant ainsi leur propre avenir et celui de leurs enfants.

À l'échelle mondiale, la couverture sanitaire universelle est l'une des cibles que les pays du monde se sont fixés lorsqu'ils ont adopté en 2015 les objectifs de développement durable (ODD) à l'horizon 2030. Lors de la réunion de haut niveau de l'Assemblée générale des Nations Unies (ONU)[2] sur la CSU en 2019, les pays ont réaffirmé que la santé était à la fois une condition préalable, un résultat et un indicateur du développement durable dans ses dimensions sociale, économique et environnementale.

En Afrique, depuis plusieurs années, la CSU demeure un grand défi pour les pays d'Afrique subsaharienne. Quasiment tous ces pays ont commencé à mettre en œuvre des politiques publiques pouvant améliorer l'accès aux

---

[2] L'**Organisation des Nations unies** (**ONU**) est une organisation internationale regroupant 193 États membres depuis le 14 juillet 201. Elle a été instituée le 24 octobre 1945 par la ratification de la Charte des Nations unies signée le 26 juin 1945 par les représentants de 51 États. Elle remplace alors la Société des Nations. Les objectifs premiers de l'organisation sont le maintien de la paix et la sécurité internationale. Pour les accomplir, elle promeut la protection des droits de l'homme, fournit de l'aide humanitaire, le développement durable et la garantie du droit international et dispose de pouvoirs spécifiques tels que l'établissement de sanctions internationales et l'intervention militaire. Le siège des Nations unies est situé à New York et bénéficie du régime d'extraterritorialité. Les 193 États membres y sont représentés par un ambassadeur permanent auprès de l'ONU.

soins de santé de leurs populations. Mais la mise en œuvre de ces politiques diffère d'un pays à un autre. Beaucoup ont développé l'assurance maladie non obligatoire à travers l'adhésion aux mutuelles de santé communautaire du secteur informel et du monde rural. Pour les couches vulnérables et les indigents, certains pays ont misé sur des politiques de gratuité de soins afin de leur faciliter l'accès aux soins de santé de qualité. Pour le moment, la plupart d'entre eux ne couvrent pas une grande partie de sa population. Les mécanismes développés pour tendre vers la CSU ont montré leurs limites.

En République de Guinée, ces limites observées dans les autres pays, devraient pousser les autorités à réfléchir à des reformes du système de santé qui permettraient d'accéder à une couverture sanitaire universelle en s'appuyant sur la professionnalisation des structures en charge de la demande de soins, de l'offre de soins, mais également sur la proposition de modèle de financement de soins qui peut être même inédite s'il le faut. L'atteinte de la couverture sanitaire universelle exige la disponibilité d'une offre de soins de santé de qualité, une suppression totale des barrières financières dans l'accès aux soins de santé de qualité et une bonne gouvernance. Ceci constitue un enjeu énorme pour l'atteinte des objectifs du développement durable dressés par l'Organisation des Nations Unies (ONU).

L'atteinte de la couverture sanitaire universelle pourrait être une réalité en République de Guinée à condition qu'il y ait une forte implication des politiques et une approche holistique, permettant de créer les conditions favorables facilitant la disponibilité des services de santé de qualité, l'accès équitable à la santé avec des organismes de protection sociale forts. On constate qu'en République de Guinée, il n'est pas rare de trouver la couverture sanitaire universitaire dans les documents administratifs de l'État, mais elle est presque invisible sur le terrain.

En effet, cet ouvrage vise à rappeler les caractéristiques de la République de Guinée (sans la connaissance desquelles la mise en place d'un projet de santé publique serait très difficile), mais aussi, rendre accessible au plus grand nombre de personnes, les connaissances scientifiques concernant la couverture sanitaire universelle (CSU) et partager avec tout le monde, les leçons tirées des réformes engagées dans les systèmes de santé dans certains pays d'Afrique subsaharienne.

LES CARACTÉRISTIQUES DE LA RÉPUBLIQUE DE GUINÉE

La République de Guinée est un pays d'Afrique de l'Ouest avec une superficie totale de 245 857 km². Elle se trouve sur la côte atlantique. Elle partage ses frontières avec de la Guinée-Bissau à l'ouest et nord-ouest, du Sénégal au nord et nord-ouest, du Mali à l'est et nord-est, de la Côte d'Ivoire au sud et sud-est, du Libéria au sud et sud-est, de la Sierra Leone à l'ouest et sud-ouest et de l'océan Atlantique à l'ouest.

Le mot Guinée est aussi présent dans le nom de trois autres pays : la Guinée-Bissau, la Guinée-Equatoriale et la Papouasie-Nouvelle-Guinée. Pour distinguer la République de Guinée de ces trois autres pays que la République de Guinée est aussi parfois appelée Guinée Conakry du nom de sa capitale. Elle est aussi surnommée le château d'eau de l'Afrique de l'Ouest et les scandales géologiques.

Lors du référendum du 28 septembre 1958, la Guinée est le seul pays d'Afrique francophone a rejeté la proposition du Général de Gaulle concernant l'intégration des colonies de l'Afrique-Occidentale française (AOF) au sein de la Communauté Française, ce qui entraîne une rupture immédiate et totale des relations politiques et économiques avec la France. L'indépendance fut proclamée le 2 octobre 1958. La France retira dans le mois qui suivit son armée, ses fonctionnaires et ses crédits. Les colons français emportèrent avec eux tout leur matériel de valeur, et rapatrièrent les archives souveraines françaises. Les colons français démolirent tout ce qu'ils pensaient être leur contribution en Guinée en réaction au vote pour l'indépendance, et comme avertissement aux autres territoires francophones. Les Français se sont retirés de la Guinée en deux mois, emportant tout ce qu'ils pouvaient avec eux. Ils dévissèrent les ampoules, emporté les plans des canalisations d'égouts à Conakry, et même brûlé les médicaments plutôt que de les laisser aux Guinéens.

Le pays accède à l'indépendance le 2 octobre 1958 et Ahmed Sékou Touré en devient le Président de la République de Guinée à 36 ans. La France mène alors une guerre économique contre son ancienne colonie. Les services secrets français vont notamment répandre de faux francs CFA[3] pour déstabiliser la Guinée monétairement. Après la mort de Touré en 1984, le gouvernement intérimaire est rapidement renversé par le Colonel Lansana Conté. Sous la pression des bailleurs de fonds, il introduit le multipartisme en 1993 et organise des élections, qui l'ont confirmé par deux fois à la présidence, en 1993 et en 1998. Bien que globalement épargnée par les conflits des pays voisins, la Guinée est confrontée à l'afflux de plusieurs centaines de milliers de réfugiés venus du Libéria et de Sierra Leone. Après avoir révisé la Constitution pour pouvoir se présenter une troisième fois en décembre 2003, le chef de l'État, pourtant gravement malade, est réélu avec 95,63 % des suffrages face à un candidat issu d'un parti allié, les autres opposants ayant préféré ne pas participer à un scrutin joué d'avance. Le 22 décembre 2008, le Général Lansana Conté décède des suites d'une longue maladie à l'âge de 74 ans. Au cours de la nuit suivante, les proches du

---

[3] **Le franc CFA** est le nom porté par deux monnaies communes africaines (franc de la Communauté financière africaine et franc de la Coopération financière en Afrique), héritées de la colonisation française et utilisées par quatorze pays d'Afrique constituant en partie la zone franc.

régime s'affairent pour organiser l'intérim suivant les procédures prévues par la Constitution, mais le 23 décembre 2008 au matin, à la suite de l'annonce du décès du Général Lansana Conté, des dignitaires de l'armée annoncent unilatéralement la dissolution du gouvernement ainsi que la suspension de la Constitution, dans un discours à teneur résolument sociale. Le même jour, le Capitaine Moussa Dadis Camara est porté à la tête du Conseil National pour la Démocratie et le Développement (CNDD) et devient le lendemain, le troisième Président de la République de Guinée. Le 3 décembre 2009, le Président Moussa Dadis Camara est grièvement blessé par son aide de camp Aboubacar Sidiki Diakité, le Général Sékouba Konaté assure l'intérim. Le 15 janvier 2010, un accord sera trouvé entre Dadis et Sékouba pour que ce dernier soit reconnu Président de la transition, quatrième Président de la République de Guinée. Le 7 mars 2010, le Général Sékouba Konaté fixe par décret la date du premier tour de l'élection présidentielle au 27 juin 2010. Il tient parole et pour la première fois une élection présidentielle en Guinée se déroule sans qu'aucun militaire ne soit candidat. Le 7 novembre 2010, Alpha Condé, candidat du RPG et de l'Alliance Arc-en-ciel[4] est élu Président de la République de Guinée pour un mandat de 5 ans. Le 11 octobre 2015, le Président Alpha Condé est réélu pour un nouveau mandat de 5 ans. En mars 2020, en dépit des manifestations et du désaccord de la grande partie de la population et de l'opposition et ce malgré une loi stipulant qu'aucun président ne peut se présenter pour plus 2 mandats consécutifs, Alpha Condé modifie la Constitution pour pouvoir légalement se représenter. Il est alors officiellement candidat du RPG et de l'Alliance Arc-

[4] Le **Rassemblement du peuple de Guinée** (RPG) est un parti politique guinéen membre de l'Internationale socialiste et de l'Alliance progressiste. Il est dirigé par Alpha Condé.

en-ciel pour un troisième mandat. Il remporte les élections du 18 octobre 2020 et son investiture a lieu le 15 décembre 2020. Le 5 septembre 2021, un coup d'État des forces spéciales, dirigées par le Colonel Mamadi Doumbouya, mène à la capture d'Alpha Condé. Une junte prend le pouvoir. Le Colonel Mamadi Doumbouya devient alors président du Comité national du Rassemblement pour le Développement (CNRD) ; Président de la transition et le sixième Président de la République de Guinée.

La Guinée est riche en ressources naturelles. Le pays compte plus de 1 300 fleuves et cours d'eau. De nombreux fleuves, tels que le Niger, le Sénégal ou Bafing, la Gambie, ainsi que leurs principaux affluents trouvent leur source en Guinée. Ces cours d'eau partent des massifs guinéens principalement les deux vieux massifs du Fouta Djalon et la dorsale guinéenne en Guinée forestière. La Gambie et le Bafing vont vers le Sénégal au nord. La source du fleuve Niger est à proximité de Kobikoro, il traverse Faranah, Kouroussa et va vers le Mali au nord-est. Les fleuves Tinkisso, Milo et Niandan sont ses affluents en Guinée. De nombreux fleuves côtiers descendent des massifs guinéens vers l'ouest, comme le fleuve Konkouré, ou vers le sud, comme le fleuve Mano. Le fleuve Rio Nunez fut très important pour la création d'usines dans le commerce transatlantique des esclaves. Il se caractérise par un estuaire d'une cinquantaine de kilomètres. C'est l'une des très nombreuses rias de Guinée maritime, tels le Rio Komponi plus au nord ou le Rio Pongo au sud. De la Guinée-Bissau à Conakry, ces fleuves forment de profonds estuaires qui ont conservé les noms donnés par les explorateurs portugais au XVe siècle. Ces estuaires constituent des voies de communication à travers la mangrove de Basse-Guinée. Le massif du Fouta Djalon offre un potentiel de production électrique. Le fleuve Konkouré, proche des grandes villes Mamou, Kindia et Conakry, fait l'objet d'un programme d'aménagement et un premier barrage a été inauguré en 1999 ; un autre vient d'entrer en activité, le barrage Kaléta, et un dernier plus imposant en taille et en productivité électrique est en cours de réalisation, le barrage de Souapiti. L'ensemble de ces réseaux de fleuves et cours d'eau confère à la Guinée le titre du château d'eau de l'Afrique occidentale.

La Guinée possède de nombreuses ressources minières. Elle est le premier pays mondial pour ses réserves prouvées de bauxite, le deuxième derrière l'Australie pour la production. Le très riche gisement de Sangarédi, dans la région de Boké, est exploité par la Compagnie des bauxites de Guinée. Le pays dispose également d'or, de fer, de diamants, de pétrole et d'uranium. La réserve inexploitée de fer de Simandou, à l'est de Kissidougou, devrait être exploitée par le grand groupe minier anglo-américain Rio Tinto. Les accords ont été signés avec le gouvernement guinéen en 2014. Cette abondance des ressources minières, lui vaut l'appellation de scandale géologique.

L'environnement en Guinée semble préservé grâce à la faible densité de population et à l'industrialisation limitée. Les principales menaces sont la déforestation, la pollution issue de l'exploitation minière, l'absence de traitement des eaux usées et des déchets. Le Recensement général de la Population et de l'Habitation de 2014 a déterminé la population guinéenne à 10.628.972 habitants. Elle est constituée en majorité de femmes (51,62 %). La population guinéenne est relativement jeune puisque 61,6 % des Guinéens auraient moins de 25 ans, tandis que la tranche 25-54 ans constituerait 30,4 % de la population. L'âge médian est de 18 ans en 2022. Les 8 % restant étant constitués de Guinéens âgés de plus de 54 ans, dont seulement 3,6 % âgés de plus de 65 ans. L'espérance de vie est moins de 59 ans. Les trois principaux groupes ethniques sont les Peuls, les Malinkés et les soussous. Ces derniers se répartissent dans les quatre grandes régions géographiques de la Guinée. La Guinée maritime abrite des Soussous, mais on y trouve aussi presque toutes les grandes ethnies du pays, en raison de la présence de la capitale, Conakry, qui attire les Guinéens. Dans la région de la Moyenne Guinée, des Peuls ; en Haute Guinée, des Malinkés. Quant à la Guinée forestière, elle abrite surtout des Kissiens, les Tomas, les Guerzes, les Koniakas, etc. La langue officielle de la République de Guinée est le français. Il s'agit de la langue de l'État et des institutions officielles. Sous le régime d'Ahmed Sékou Touré, l'État guinéen entreprend, à partir du milieu des années 1960 jusqu'à la fin des années 1970, d'africaniser[5] le pays, c'est-à-dire de favoriser davantage les langues nationales et de marginaliser de plus en plus le français. Mais à la fin des années 1970, devant les difficultés économiques, le régime reconnaît que le français est une langue diplomatique importante et qu'elle est utile pour le développement économique du pays. Le français redevient ainsi la langue officielle de la République de Guinée. Après le régime d'Ahmed Sékou Touré, le français est redevenu la langue unique d'enseignement à l'école.

La majorité des Guinéens travaillent dans le secteur agricole, élevage et pêche qui emploie plus de 75 % de la population apte au travail du pays. Le mil et le fonio sont les principales cultures de la Haute-Guinée, tandis que l'on produit de l'arachide dans la région de Koundara. Le riz est cultivé dans les zones inondées en bordure de rivière et de fleuve, mais la production locale est insuffisante et le pays importe du riz asiatique. Les cultures vivrières traditionnelles comme celle du manioc restent largement pratiquées autour des habitations. L'élevage concerne surtout de bovins, de moutons et de chèvres. La pêche reste

---

[5] Africaniser : le processus de création ou de devenir africain en termes de caractère, de culture ou de perspective.

traditionnelle qui se modernise peu à peu. Sur le territoire de la République de Guinée, la monnaie ayant cours depuis 1960 est le franc guinéen, sauf entre 1972 et 1986, période pendant laquelle la monnaie était le Syli. Le franc guinéen n'a cours dans aucun autre pays, mais est échangeable auprès de changeurs exerçant à proximité des frontières avec les monnaies ayant cours dans les pays frontaliers : le franc CFA, le Dollar libérien, le Leone de Sierra Leone et également les devises étrangères : l'Euro, le Dollar USA, le Yuan, etc. La banque centrale de la République de Guinée permet également le change, mais à des taux peu intéressants et uniquement à Conakry.

En dépit de ses énormes potentialités naturelles, la Guinée fait partie des pays les plus pauvres du monde. En 2012, elle a occupé le 178e rang sur 186 pays à l'indice de développement humain durable (IDH). La situation socioéconomique de la Guinée est marquée par la persistance de la pauvreté. En effet, plus de la moitié de la population vit en dessous du seuil de pauvreté.

Administrativement, la République de Guinée compte 7 régions administratives auxquelles s'ajoute la ville de Conakry qui jouit d'un statut de collectivité décentralisée spécifique. Le pays compte 33 préfectures, 38 communes urbaines dont 5 à Conakry et 304 communes rurales. Ces collectivités se subdivisent en 308 quartiers urbains et 1615 districts ruraux. Au plan politique, la Guinée s'est engagée dans un processus démocratique qui garantit les libertés et les droits fondamentaux, dont le droit à la santé.

Sur le plan épidémiologique, les principales causes de la morbidité et mortalité sont liées aux maladies transmissibles, dont les maladies à potentiel épidémique, les maladies évitables par la vaccination. Les maladies non transmissibles liées aux modes de vie prennent de plus en plus d'importance. La prévalence du paludisme reste encore élevée. Cette pathologie représente près de la moitié des consultations et des hospitalisations dans les formations sanitaires et demeure la première cause de mortalité des enfants de moins de 5 ans. Le VIH/SIDA demeure un problème de santé publique. L'épidémie de VIH/SIDA est de type généralisé. La prévalence de la Tuberculose reste encore élevée avec sa double charge de co-infection avec le VIH/SIDA. Parmi les autres maladies transmissibles, les infections respiratoires aigües et les maladies diarrhéiques sont fréquemment diagnostiquées chez les enfants de moins de 5 ans. Ces pathologies représentent respectivement, deuxième et troisième causes de mortalité chez ce groupe de population. Les infections néonatales sont aussi des causes importantes de mortalité dans cette tranche d'âge.

Il faut aussi noter la survenue fréquente d'épidémies de choléra, de méningite, de rougeole. En 2014, il faut reconnaître que la Guinée a été lourdement secouée par l'épidémie de la maladie à virus Ebola et a enregistré un nombre important de décès. Le personnel de santé, en première ligne, a subi de lourdes pertes en vies humaines. Il existe de fortes disparités selon le milieu de vie et le statut économique face à la maladie en Guinée. Les conséquences des maladies tropicales négligées telles que le trachome, la filariose lymphatique, la schistosomiase et les géo-helminthiases, l'onchocercose, l'ulcère de Buruli et la lèpre ne sont pas négligeables. Les maladies chroniques deviennent de plus en plus importantes au niveau de la population. Elles sont constituées du diabète, de l'hypertension artérielle, de l'obésité, des maladies respiratoires chroniques, des maladies cardiovasculaires, des cancers, les hépatites, de la drépanocytose, etc.

Devant tous ces problèmes de santé, la Guinée compte sur quel système de santé ? La structure organisationnelle du système de santé est calquée sur le découpage administratif et comprend 8 régions et 38 districts sanitaires.

Le système de santé et soins de la République de Guinée

Par définition, le système de santé correspond à l'ensemble des éléments qui déterminent l'état de santé d'une population. Il se conçoit comme un système organisé d'actions, dont la finalité est d'améliorer la santé de la population. Dans une vision large de santé publique, le système de santé, dont va dépendre l'état de santé d'un pays, est composé de différents « sous-systèmes » : économique, social, culturel, politique, juridique, etc.

Dans la définition large qui est donnée du système de santé, le système de soins est l'un des sous-systèmes, qui contribue, aux côtés des autres sous-systèmes, au niveau de santé d'une population. Le système de soins correspond à l'ensemble des services qui fournissent des prestations à la population, dans le but d'améliorer sa santé. Cependant, le terme système de santé est fréquemment utilisé dans un sens plus restrictif, qui en fait un synonyme de système de soins. Pour L'OMS, le système de santé correspond à la « totalité des organisations, institutions et ressources consacrées à la production d'interventions sanitaires ».

Le système de santé guinéen est géré par le ministère de la Santé. La structure organisationnelle et fonctionnelle du ministère de la Santé est définie par le Décret n° D/2011/061/PRG/SGG du 2 mars 2011 portant organisation et attribution du Ministère de la Santé. Cette structure comprend 3 niveaux : central, intermédiaire (régional) et périphérique (préfectoral et communautaire).

Le niveau central est chargé des fonctions de régulation du secteur, de l'orientation des actions, de la coordination et de l'allocation des ressources, le niveau intermédiaire ou régional, est chargé du soutien technique des districts sanitaires et le niveau périphérique ou préfectoral et communal qu'on appelle les districts sanitaires sont chargés de la mise en œuvre de la politique de santé.

En matière de gouvernance, un certain nombre d'atouts sont à noter. Il s'agit entre autres de l'existence d'un cadre juridique, institutionnel et organisationnel du ministère de la Santé avec un manuel de procédures, des organes et mécanismes de redevabilité du secteur. La décentralisation offre des opportunités pour un renforcement effectif de la participation communautaire et de la collaboration intersectorielle. Mais il faut noter aussi les principales insuffisances en matière de gouvernance du système de santé en Guinée ce sont entre autres :

- ✓ l'inadéquation du cadre institutionnel et réglementaire actuel avec les défis du secteur de la santé ;
- ✓ les faibles capacités institutionnelles ;
- ✓ le partenariat public-privé presque inexistant ;
- ✓ l'insuffisance de la coordination, du suivi-évaluation et du contrôle du secteur ;
- ✓ l'insuffisance de sanctions, de motivation ;
- ✓ une faible culture de redevabilité et de transparence.

Le système de soins guinéen est organisé de manière pyramidale et comprend les sous- secteurs public, parapublic, privé et communautaire. Au niveau du sous-secteur public, le pays compte au niveau primaire, 410 centres de santé et 925 postes de santé ; au niveau secondaire, 38 hôpitaux (régionaux, préfectoraux et communaux) et tertiaire 3 hôpitaux nationaux (Donka, Ignace Deen et Chinoguinéen) tous établis à Conakry, la capitale. Le sous-secteur parapublic est composé de trois dispensaires et de quatre hôpitaux d'entreprises minières et agricoles. Le sous-secteur privé est constitué d'un sous-secteur privé à but lucratif et non lucratif (ONG et confessions religieuses). La particularité du privé lucratif est qu'il est fortement dominé par les structures informelles, tenu pour la plupart, du personnel paramédical. L'offre formelle se résume à 41 cliniques, 106 cabinets. Le niveau communautaire est constitué de services à base communautaire avec des agents de santé communautaires et les prestataires de la médecine traditionnelle.

Dans les centres de santé, le paquet de services est centré essentiellement sur la vaccination, la consultation primaire curative, la consultation prénatale, la planification familiale, l'accouchement assisté. Exception faite pour les centres de santé de la ville de Conakry, les activités liées à la Prévention de la Transmission Mère Enfant du VIH (PTME) ; au Conseil Dépistage Volontaire (CDV) ; à la Prise en Charge Intégrée des Maladies du Nouveau-né et de l'Enfant (PCIMNE) ; à la Nutrition ; à la prise en charge du VIH ; au développement des Soins Obstétricaux et Néonatals d'Urgence de Base (SONUB), sont très insuffisantes, voire inexistantes par endroits.

Dans les hôpitaux préfectoraux ou communaux, le paquet complémentaire de soins couvre les spécialités de base que sont : la médecine générale, la chirurgie générale, la pédiatrie, la gynéco-obstétrique et les services médicotechniques.

Les hôpitaux régionaux offrent pratiquement le même paquet de prestations de soins que les hôpitaux préfectoraux ou communaux. Les services spécialisés comme la cardiologie, la diabétologie, la pneumologie, la neurologie et l'urologie qui devraient être développés dans ces structures ne sont pas encore fonctionnels dans tous les hôpitaux régionaux.

Les hôpitaux nationaux offrent des prestations tertiaires réparties entre diverses spécialités et sont impliqués dans les activités de formation et de recherche. Les principales insuffisances dans les prestations sont : les paquets de soins essentiels restent incomplets, la référence et la contre-référence faiblement développées, les soins ne respectent pas les standards de qualité (prévention et contrôle de l'infection, humanisation des soins, etc.).

Ressources humaines en Santé : l'effectif total des personnels de santé (public et privé) était en fin 2011, de 11.529 travailleurs, pour une population estimée à 13 millions. Parmi ces travailleurs du secteur de la santé seulement 84 % qui sont professionnels de santé. Les infirmiers brevetés représentent 47 % du total, les infirmiers diplômés d'État 16 %, les sages-femmes 6 %, les techniciens de laboratoire 2 % et les médecins 14 %. Sur le plan géographique, 17 % des professionnels de la santé du secteur public servent dans les zones rurales pour couvrir 70%de la population du pays, contre 83 % en zones urbaines pour 30 % de la population. La région de Conakry, avec 15 % de la population nationale, dispose de 49 % du personnel professionnel de la santé. Les capacités de formation se sont accrues avec la contribution du secteur privé. Ces institutions forment la plupart des professionnels de santé même si elles ne répondent pas aux normes de qualité. De manière générale, les ressources humaines dans le secteur de la santé restent caractérisées par :

- ✓ Une insuffisance globale du personnel par rapport aux normes d'effectif ;
- ✓ Une insuffisance qualitative du personnel ;
- ✓ L'inadéquation entre la formation initiale et les besoins du système de santé ;
- ✓ Une insuffisance dans la régulation des institutions de formation ;
- ✓ Une forte inégalité dans la répartition du personnel.

Produits et Technologies de Santé : les produits médicaux sont gérés dans un cadre de référence dénommé

Politique Pharmaceutique Nationale (PPN) révisée en 2007. Sur le plan institutionnel, l'administration pharmaceutique est assurée au niveau central par une Direction Nationale de la Pharmacie et des Laboratoires qui joue le rôle d'autorité de régulation, avec pour organes et institutions d'appui le Laboratoire National de Contrôle de Qualité des Médicaments, l'Ordre National des Pharmaciens et la Commission Nationale du Médicament. Le sous-secteur pharmaceutique public est constitué de la Pharmacie Centrale de Guinée (PCG), des Pharmacies des hôpitaux publics et des points de vente des formations sanitaires de base.

Il convient de signaler également la mauvaise répartition des structures pharmaceutiques privées à peu près une officine pour 10.000 habitants à Conakry contre une officine pour plus de 100.000 habitants à l'intérieur du pays. À côté des structures officielles d'approvisionnement, il existe une contrebande qui alimente le marché illicite de produits pharmaceutiques et qui de nos jours gagne des proportions inquiétantes. L'approvisionnement en vaccins du Programme Elargi de Vaccination (PEV) relève du gouvernement guinéen appuyé par les partenaires, entre autres, Alliance Internationale pour les Vaccins et l'Immunisation (GAVI) et Fonds des Nations Unies pour l'Enfance (UNICEF).

En ce qui concerne le sang et ses dérivés, il y a une faible couverture. Seulement 5 hôpitaux régionaux disposent de Centre de transfusion sanguine et leur faible fonctionnement. Le don familial de sang est le plus répandu à cause de l'insuffisance de la promotion du don de sang volontaire. La faiblesse du soutien des programmes de santé intéressés par la transfusion sanguine et l'insuffisance de ressources énergétiques limitent les possibilités de conservation du sang et des réactifs. Il manque également des procédures formalisées de contrôle de qualité des produits sanguins et d'hémovigilance.

En 2013, sur les 1 379 Infrastructures publiques existantes, 259 postes de santé ne répondent pas aux normes de la carte sanitaire, 203 centres de santé sont en mauvais état et 23 hôpitaux sont classés comme non conformes aux normes. Dans les 407 centres de santé, le constat est similaire à celui des postes de santé. Au niveau des hôpitaux publics, le taux d'indisponibilité des équipements biomédicaux essentiels définis dans la carte sanitaire est très élevé. Les équipements de radio imagerie et autres technologies d'exploration fonctionnelle sont très insuffisants et obsolètes. Dans le secteur privé (344 structures répertoriées), 72 % des infrastructures se caractérisent par une inadéquation des locaux par rapport aux standards nationaux, une illumination insuffisante et un système de ventilation qui favorise les risques en milieu de soins.

Les laboratoires qui interviennent dans le cadre de la biologie médicale sont organisés de façon pyramidale et sont le plus souvent intégrés dans les structures de soins qu'ils appuient. Il existe également des Laboratoires d'analyses biomédicales dans les structures spécialisées et établissements de formation et de recherche.

Les laboratoires d'analyses biomédicales privés sont au nombre de 8 à Conakry et 5 dans les hôpitaux des compagnies minières. Les principales insuffisances du secteur pharmaceutique connues sont :

- ✓ La faible accessibilité du public à des médicaments de qualité ;
- ✓ La faible application du cadre réglementaire ;
- ✓ La faible capacité financière et logistique de la PCG et le non-respect des termes de la Convention qui la lie à l'État ;
- ✓ La faible capacité de stockage de vaccins ;

- ✓ La faible disponibilité en produits sanguins.

Sur le plan des infrastructures et des équipements, on note :

- ✓ L'insuffisance globale de l'offre de soins aussi bien en quantité qu'en qualité ;
- ✓ L'inégale de répartition entre les zones urbaines et zones rurales ;
- ✓ La vétusté des infrastructures et des équipements ;
- ✓ La faible accessibilité géographique aux soins pour la majorité de la population.

En ce qui concerne le laboratoire, on note une insuffisance de la couverture géographique et de la gamme des examens offerts.

Le système national d'information sanitaire (SNIS) et recherche en santé : le SNIS est caractérisé par l'absence d'informatisation, le retard dans la collecte et des données et la faible capacité des ressources humaines pour l'analyse et la prise de décision font qu'il n'est pas capable de répondre aux besoins en information des programmes de santé. Cette situation a entrainé le développement de systèmes parallèles d'information sanitaire directement liés aux programmes de santé. La faible efficacité du système de surveillance épidémiologique dans le pays a entrainé le retard dans le diagnostic et la riposte à l'épidémie de la maladie à virus Ebola (MVE) avec des conséquences dramatiques sur le plan national et international. Dans le domaine de la recherche en santé, le ministère de la Santé dispose de structures chargées de la coordination et de la gestion des activités de recherche, du code d'éthique de recherche en santé et d'un plan stratégique de recherche en santé. La recherche est confrontée à plusieurs problèmes dont les principaux sont :

- ✓ L'inexistence de mécanismes incitateurs au développement de la recherche ;

- ✓ L'insuffisance du partenariat, la faible connexion/collaboration entre le ministère de la Santé, les universités et les institutions de recherche ;
- ✓ L'insuffisance de moyens de communication et de suivi y compris par le Comité d'éthique de la recherche en santé ;
- ✓ L'insuffisance quantitative et qualitative des ressources humaines.

Le financement de la santé **:** le financement des secteurs sociaux prioritaires par le budget national, continue de baisser depuis plusieurs années. Les dépenses exécutées en faveur des secteurs de la santé ont représenté en moyenne 2,4 % du budget total sur la période 2010 - 20124 ce qui a fortement affecté la qualité et l'offre de soins de santé. Par conséquent l'état de santé de la population guinéenne se dégrade d'année en année. Malgré les diminutions observées au cours de la dernière décennie, la mortalité maternelle et la mortalité infanto juvénile restent encore très élevées. Les informations les plus récentes contenues dans les Comptes nationaux de la Santé indiquent que les ménages constituent la première source de financement des dépenses de santé par le paiement direct, suivi du financement extérieur (qui proviennent des fonds des coopérations multilatérales et des fonds des ONG, fondations et firmes internationales). L'État guinéen vient en troisième position dans les dépenses de santé du pays. Les dépenses de santé par habitant et par an sont de 26 dollars USA. Le budget du ministère de la Santé par rapport au Budget national a continuellement baissé. Il est largement en dessous de l'objectif d'Abuja. Cette situation entraîne un sous-financement généralisé des structures de santé publique, en particulier au niveau des districts sanitaires qui ne reçoivent pas régulièrement de subvention et dépendent donc essentiellement des mécanismes de recouvrement des coûts et du financement extérieur.

Le recouvrement des coûts par le paiement direct expose la majeure partie de la population au risque financier lié à la maladie. Le sous-financement du secteur est aggravé par des difficultés de mobilisation des ressources nationales, un retard dans la mise en place des crédits et une mauvaise utilisation des ressources. Le financement de la santé reste caractérisé essentiellement par :

✓ La faible contribution des ressources publiques dans les dépenses totales de santé ;

✓ Le lourd fardeau supporté par les ménages (le paiement direct des soins) ;

✓ La mauvaise utilisation des ressources y compris celles extérieures ;

✓ La perte d'efficience résultant de la faible coordination et intégration des interventions.

Le défi majeur du système de santé en République de Guinée pour les années à venir est de mettre en place la couverture sanitaire à l'ensemble de la population par le renforcement des prestations des services de santé et le développement de la santé communautaire. Pour relever ce défi, le système de santé doit faire face à :

✓ L'amélioration de la gouvernance du secteur ;

✓ La disponibilité de ressources humaines de qualité et motivées ;

✓ Le renforcement des infrastructures et des équipements ;

✓ L'adoption d'un financement adéquat et équitable ;

✓ La disponibilité des médicaments et les autres produits de santé de qualité et technologies médicales ;

✓ Le relèvement de l'efficacité du système d'information sanitaire et de la recherche.

La Couverture sanitaire universelle (CSU)

- L'historique de la couverture sanitaire universelle :

La couverture sanitaire universelle (CSU) est une histoire ancienne. Au cours du XXe siècle, la santé publique s'est progressivement internationalisée grâce à la création de conférences sanitaires internationales, puis d'offices spécialisés en santé, et enfin, de façon plus institutionnalisée, en passant par la création de l'OMS en 1948. Une nouvelle discipline, appelée santé internationale ou la santé mondiale, a vu le jour.

La santé mondiale est une expression à mode qui a multiples sens. L'expression santé mondiale est généralement reconnue comme ce qui succède à la santé internationale, soit une expression utilisée dans les pays du Nord (développés) pour décrire les activités de soutien auprès des personnes vivant dans des pays à revenu faible du Sud. Un grand nombre de personnes, mais pas tout le monde, comprend que la santé mondiale vise à élever le point de mire afin de le placer sur les facteurs transnationaux qui définissent l'état de santé de tous.

Une définition couramment citée de la santé mondiale est celle de Koplan et de ses collaborateurs, expliquant qu'il s'agit « d'un domaine d'étude, de recherche et de pratique qui priorise l'amélioration de l'état de santé et l'atteinte d'une équité en santé pour toutes les personnes dans le monde entier ».

Cependant, toutes les définitions comprennent des lacunes, et ce cadre a été critiqué pour sa passivité et son manque d'objectif clair. Pour pallier ces lacunes, Beaglehole et Bonita ont proposé de définir la santé mondiale en tant que « recherche et action transnationales de collaboration visant à favoriser la santé de tout le monde ».

D'autres ont fait valoir que ces définitions de la santé mondiale ne permettent pas de reconnaître explicitement les facteurs sociaux, politiques et économiques qui façonnent avec force l'expérience des gens en ce qui concerne la santé, le bien-être, la maladie et l'incapacité. Les efforts visant à aborder cette préoccupation ont engendré un cadre alternatif de la santé qui s'est révélé influent dans le domaine de la santé mondiale. Le Mouvement populaire pour la santé, qui est en grande partie mené par des dirigeants des pays du Sud, a proposé la définition suivante : « La santé est une question d'ordre social, économique et politique, mais par-dessus tout un droit fondamental de la personne. L'inégalité, la pauvreté, l'exploitation, la violence et l'injustice sont à la base des problèmes de santé et des décès des personnes pauvres et marginalisées ».

Les années 1950 à 1970 ont été caractérisées par la médecine coloniale. La décennie suivante a été marquée par un certain nombre de chartes et de déclarations promotrices d'une volonté de rendre les soins essentiels « universellement accessibles à tous les individus ».

La Déclaration d'Alma Ata (1978) est emblématique de cette nouvelle orientation politique, qui propose de rompre avec l'idée d'une santé réservée aux élites et promeut une approche participative (c'est-à-dire en collaboration avec les communautés) basée sur les soins de santé primaires.

Cependant, plusieurs critiques ont été formulées à l'encontre de cette politique, d'abord, le caractère essentiellement rhétorique de ces chartes et l'absence de véritables lignes directrices permettant de mettre en œuvre des programmes concrets, ensuite, son manque de réalisme, tant au niveau du coût que du nombre de professionnels de santé requis pour une telle initiative.

Ces deux aspects serviront de support à une proposition alternative, plus sélective, basée sur le contrôle des maladies endémiques. Walsh et Warren ont en effet montré l'importance de se focaliser sur un petit nombre de problèmes graves (en termes de morbidité et de mortalité), touchant une large population et pour lesquels des interventions efficaces peuvent être mises en place à moindre coût. Ils proposent alors de cibler les femmes en âge de procréer et les enfants, et de mettre en place des mesures incluant la vaccination, la promotion de l'allaitement, la distribution d'antipaludéens et la réhydratation orale.

L'Initiative de Bamako (1987), mise en œuvre sous l'égide de l'UNICEF, s'inscrit dans la continuité de cette recherche d'efficacité. Elle est à l'origine de la stratégie du recouvrement des coûts qui s'est avérée lourde de conséquences pour les populations pauvres.

À la fin des années 1990, l'ampleur des défis sanitaires et l'uniformatisation progressive des profils épidémiologiques entre pays riches et pauvres vont conduire à de nouvelles réflexions sur les enjeux de santé liés à la mondialisation. Ces enjeux ne sont plus seulement humanitaires, ils deviennent politiques et sécuritaires. Ce sont surtout les États-Unis qui vont impulser cette nouvelle dynamique en cherchant à protéger la sécurité de leur territoire et ainsi faire des questions de santé « mondiales », en particulier du VIH/Sida, un élément essentiel de leur politique extérieure. Les États-Unis imposent rapidement leur leadership, à la fois institutionnel et financier, dans l'élaboration de stratégies sanitaires internationales, grâce à l'appui d'agences de coopération et programmes spécialisés (USAID…), de fondations (Rockefeller, Gates…), mais aussi de nouveaux partenariats public-privé (GAVI, Fonds mondial...).

Cette dynamique va être labellisée sous le nom de « global health » « santé globale » ou « santé et développement ». À la différence de la santé internationale, la santé globale s'intéresse aux problèmes de santé qui transcendent les frontières, et entend y répondre en proposant des solutions intégrées (incluant prévention et soins) qui requièrent une collaboration au niveau international entre acteurs issus de disciplines variées. Elle s'appuie sur le paradigme de la lutte contre la pauvreté, et les programmes qui en découlent, tels que les objectifs du millénaire pour le développement (OMD), ont pour objectif d'améliorer la santé des populations et en particulier des plus vulnérables.

Le paradigme de santé globale émerge à un moment où les acteurs non étatiques (ONG, fondations, compagnies privées d'assurance, entreprises prestataires de soins, fournisseurs de médicaments, de matériels et d'intrants, etc.) jouent un rôle prépondérant, tant du point de vue du financement de l'aide au développement, que sur le plan de la configuration des systèmes de santé nationaux.

La CSU a été fermement entérinée par l'Assemblée sur la Santé dans le Monde en 2005 puis soutenue dans le Rapport sur la Santé dans le Monde de 2010. Depuis lors, plus de 90 pays ont demandé l'appui politique et le conseil technique de l'OMS pour conduire des réformes en vue de la CSU dans leurs pays.

À l'approche de l'échéance des Objectifs du millénaire pour le développement, de nouveaux débats émergent sur ce que devra être l'agenda post 2015. C'est dans ce contexte qu'ont débuté les discussions sur la couverture sanitaire universelle, qui ont fait l'objet de nombreuses consultations, et dans lesquelles les organisations internationales, leurs États membres, mais aussi les ONG et les grandes entreprises du secteur ont été particulièrement actifs, configurant coalitions d'intérêts et blocs en concurrence.

Si, dans un premier temps, des tensions entre organisations internationales ont présidé à l'élaboration d'une nouvelle gouvernance de la santé, et notamment entre l'OMS et la Banque mondiale, le binôme OMS-Banque mondiale est aujourd'hui le fer de lance de la CSU.

- **La définition de la couverture sanitaire :**

La Couverture sanitaire universelle (CSU) est définie par l'Organisation mondiale de la Santé comme étant « la situation dans laquelle tout le monde reçoit des services de santé de qualité qui répondent à leurs besoins sans encourir de difficultés financières pour les acquérir. Étant donné les contraintes liées à la limitation des ressources, cela n'inclut pas tous les services possibles, mais une gamme exhaustive de services essentiels qui est bien cohérente avec d'autres objectifs sociaux. »

Autrement dit : la couverture sanitaire universelle (CSU) signifie que chaque personne peut avoir recours aux services de santé dont elle a besoin, où et quand elle en a besoin, sans être exposée à des difficultés financières. Cela concerne l'ensemble des services de santé essentiels tout au long de la vie, de la promotion de la santé, à la prévention, au traitement, à la réadaptation et aux soins palliatifs.

La CSU a été qualifiée d'« expression concrète du droit à la santé », et la santé est reconnue comme un droit fondamental de la personne par plusieurs instruments internationaux établis après la Deuxième Guerre mondiale, notamment la Constitution de l'Organisation mondiale de la Santé et la Déclaration universelle des droits de l'Homme. La République de Guinée quant à elle, consciente de l'importance de la santé comme facteur et produit du développement, l'a érigée en droit du citoyen dans la Constitution de la République. En vertu du droit à la santé, les États ont l'obligation légale d'assurer la disponibilité, l'accessibilité, l'acceptabilité et la qualité des services de santé et de veiller aux déterminants sous-jacents de la santé tels que la fourniture d'une eau potable sûre, l'hygiène, la nourriture, le logement, les informations d'ordre sanitaire et l'éducation, ainsi que l'égalité des sexes.

La CSU vise à garantir l'équité en matière d'usage des services de santé, de qualité des soins de santé et de protection financière :

- ✓ En parlant de l'usage des services de santé, l'équité suppose l'absence de discrimination envers certaines personnes ou groupes de personnes (sur la base, notamment, d'un groupe social, d'un niveau économique, d'un groupe ethnique, d'un type de sexualité, d'une religion ou du sexe) dans l'accès à l'éventail complet des services de santé. L'application du principe d'équité permet de réduire l'écart entre le besoin et le recours aux soins en détectant et en supprimant les inégalités d'ordre socioéconomique, géographique, sexospécifique, etc.
- ✓ La qualité des soins de santé concerne la mesure dans laquelle les services de santé accessibles aux individus et aux populations permettent l'obtention des résultats sanitaires désirés. Lorsque des soins de santé de qualité sont prodigués, il en résulte un bon état de santé des enfants (qui peuvent ainsi apprendre normalement) et des adultes (qui peuvent travailler et gagner correctement leur vie), ce qui aide la population générale à échapper à la pauvreté et pose les bases d'un développement économique à long terme.
- ✓ La protection financière est réalisée si la question financière ne représente pas une barrière à l'usage des soins de santé et si, lorsque des dépenses restent à la charge du

patient, celles-ci ne sont pas la cause de difficultés financières. Aucun pays ne saurait durablement fournir la totalité des services gratuitement. Toutefois, la mise en place de bons mécanismes de protection financière réduit le risque qu'une personne se trouve obligée de choisir entre une dépense de santé et une dépense relative à d'autres besoins élémentaires comme la nourriture, le logement ou les services d'utilité publique, ou encore soit contrainte de dépenser les économies d'une vie, à vendre ses biens ou à emprunter, détruisant ainsi son avenir, et parfois même celui de ses enfants, pour se procurer les services ou les produits sanitaires qui lui sont nécessaires. Lorsqu'une solide protection financière est en place, les citoyens ne sont pas acculés à la pauvreté ni enfoncés plus avant dans une situation de pauvreté par une maladie ou un accident.

La CSU a été fermement entérinée par l'Assemblée sur la Santé dans le Monde en 2005 puis soutenue dans le Rapport sur la Santé dans le Monde de 2010. Depuis lors, plus de 100 pays ont demandé l'appui politique et le conseil technique de l'OMS pour conduire des réformes en vue de la CSU. En réponse, l'OMS a élaboré un plan d'action qui comprend des recommandations sur la manière dont les pays y compris la Guinée peuvent gérer les questions essentielles de justice et d'équité qui se posent au cours du processus conduisant à la CSU. Elle a ainsi mis en place le groupe consultatif de l'OMS sur la Couverture sanitaire universelle et équitable pour élaborer ces recommandations. Ce document est le rapport final du groupe consultatif. Il aborde les questions essentielles de justice et d'équité en les clarifiant et en proposant des recommandations pratiques. Le rapport est utile à un grand nombre d'acteurs, et en particulier à l'administration publique en charge de superviser et de guider la progression vers la CSU.

- **Les objectifs de la couverture sanitaire :**

Les objectifs de la CSU sont d'ordre individuel et général. Sans faire une liste exhaustive on peut citer :

D'abord, l'accès aux services de santé est un besoin individuel :

- ✓ L'amélioration de l'état de santé des individus peut être considérée comme étant essentielle au bien-être général des individus et aux capacités et opportunités y afférentes.
- ✓ L'état de santé d'un individu peut affecter son bien-être directement ou indirectement, à travers son revenu et sa richesse.
- ✓ La santé des individus est importante en raison de son impact sur l'ensemble des opportunités dont ils disposent (leur état de santé peut affecter leur capacité à travailler, à produire, et à poursuivre leur éducation) ou sur la diversité des projets de vie qui s'offrent à eux.
- ✓ Du même point de vue, la raison pour laquelle l'accès abordable est si important est également évidente. Tout comme la mauvaise santé, les paiements élevés peuvent gravement limiter le bien-être et les opportunités, non seulement pour la personne qui utilise les services, mais également pour sa famille.
- ✓ L'accès abordable à toute la gamme de soins facilitera également l'utilisation des services préventifs, et ces services sont souvent plus efficaces en termes de coût que les services curatifs correspondants.
- ✓ En outre, l'accès abordable produit des avantages même pour ceux (les non-malades) qui n'ont éventuellement pas besoin des services de santé. Entre autres, le fait de savoir que les services sont accessibles à des coûts abordables peut réduire l'anxiété et la peur de tomber malade et permettre aux gens de mieux travailler le jour et mieux dormir la nuit. Vice-versa. Cette information peut également faciliter la planification et l'utilisation productive des ressources qui autrement, seraient gardées

en réserve au cas où le recours à des soins coûteux s'avérerait nécessaire.

Une large couverture sanitaire est également bénéfique à la société en général :

✓ L'amélioration de la couverture sanitaire universelle améliore la santé de la population, et contribue au développement. En outre, la santé affecte indirectement le développement et le bien-être général de la société.

✓ Les femmes enceintes en bonne santé accouchent les bébés en bonne santé, les enfants en bonne santé apprennent mieux, une population en bonne santé facilite la croissance économique, le développement, et les personnes âgées en bonne santé vieillissent et meurent dignement.

✓ La CSU peut en outre être motivée par ses effets distributifs. Quels que soient les bénéfices totaux pour la société, la couverture sanitaire universelle peut être soutenue par l'idée que l'accès à la couverture sanitaire ne doit pas être restreint aux groupes les mieux nantis de la population ou, plus spécifiquement, que cette restriction est injuste.

✓ Dans la mesure où elle améliore la santé pour les plus démunis, les progrès vers une CSU peuvent également favoriser une distribution plus équitable de la santé et du bien-être.

✓ La CSU est également un moyen de satisfaire les droits aux soins de santé et le droit « qu'à toute personne de jouir d'un meilleur état de santé physique et mentale possible » reconnus par le droit international. Il n'existe pas de pays qui n'ait ratifié au moins un traité spécifiant certaines obligations concernant le droit à la santé.

- **L'importance de la couverture sanitaire :**

Pour la Guinée la couverture sanitaire universelle pourrait être intéressante pour instaurer des modifications en profondeur dans son système de santé et assurer une couverture pour les populations vulnérables. Sa mise en œuvre encouragerait à plus d'équité et de justice sociale, mots d'ordre de la dimension sociale de la globalisation. Et pour assurer la prestation de ces services, il faudrait des personnels de santé et d'aide à la personne qui possèdent une combinaison optimale de compétences à tous les niveaux du système de santé, qui soient répartis équitablement, à qui il est apporté un soutien adéquat avec un accès à des produits de qualité garantie, et dont les conditions de travail sont décentes. En protégeant les populations des conséquences financières du paiement des services de santé à leur charge, on réduirait le risque qu'elles sombrent dans la pauvreté lorsque des services et traitements dont ils ont besoin les forcent à dépenser les économies de toute une vie, à vendre leurs biens ou à emprunter, détruisant ainsi leur avenir et celui de leurs enfants.

Au niveau mondial, le renouveau des débats internationaux sur les stratégies de développement, ainsi que le caractère général de la définition, ont facilité dans un premier temps le processus d'adhésion d'une large palette d'organisations internationales et d'États. Enfin, la CSU pourrait jouer un rôle dans la transformation du concept de « santé globale » en un concept plus positif, en le faisant évoluer vers un objectif commun de couverture sanitaire pour tous. Il ne s'agirait plus de lutter contre des problèmes de santé qui transcendent les frontières (en particulier les maladies infectieuses), mais de promouvoir des systèmes de santé nationaux robustes et efficients, intégrant la prévention comme dimension intrinsèque. Cela impliquerait de repenser l'aide au développement en santé et de réorienter une partie des fonds vers le renforcement des systèmes de santé.

La CSU est l'une des cibles que les pays du monde se sont fixés lorsqu'ils ont adopté en 2015 les objectifs de développement durable (ODD) à l'horizon 2030. Lors de la réunion de haut niveau de l'Assemblée générale des Nations Unies sur la CSU en 2019, les pays ont réaffirmé que la santé était à la fois une condition préalable, un résultat et un indicateur du développement durable dans ses dimensions sociale, économique et environnementale. Le treizième programme général de travail de l'OMS vise à faire en sorte qu'un milliard de personnes supplémentaires bénéficient de la CSU d'ici à 2025, tout en contribuant à mieux protéger un milliard de personnes supplémentaires face aux situations d'urgence sanitaire et à faire bénéficier un milliard de personnes supplémentaires d'un meilleur état de santé et d'un plus grand bien-être.

À tous les niveaux, la CSU bénéficie directement au service de santé, a un impact positif sur l'économie et la société et, par voie de conséquence, plus généralement sur les circonscriptions. Voici quelques-uns des effets positifs directs de la CSU :

- ✓ Meilleure espérance de vie, baisse de la prévalence des maladies et de la malnutrition, réduction du nombre et de la durée des séjours à l'hôpital ;
- ✓ Fourniture des services de santé essentiels, accessibles à la population quand et où elle en a besoin sans rencontrer de difficultés financières ;
- ✓ Services de santé non discriminatoires et matériellement accessibles ;
- ✓ Respect du droit à des informations de santé exactes ;
- ✓ Satisfaction accrue des usagers ;
- ✓ Suppression des dépenses de santé et des paiements directs catastrophiques ;
- ✓ Réduction de l'extrême pauvreté et promotion d'une prospérité partagée.

Plus généralement, la CSU :

- ✓ Crée de nouveaux emplois et de nouvelles opportunités économiques, tant directement sous forme d'emplois dans le secteur sanitaire qu'indirectement par l'amélioration de l'accès aux services de santé et les retombées sanitaires pour les enfants et leurs familles, qui ont ainsi la possibilité de rester plus longtemps dans le système éducatif ;
- ✓ Diminue la pauvreté, améliore la productivité nationale et augmente les revenus fiscaux du gouvernement parce que la population est en bonne santé et mieux à même de travailler ;
- ✓ Favorise l'égalité des sexes et le respect des droits des femmes en introduisant un changement dans la société et en contribuant à l'égalité des chances pour les femmes et pour les hommes ;
- ✓ Renforce les capacités des pays à faire face à de futures urgences sanitaires ;
- ✓ Accroît la capacité d'épargne des personnes, des ménages et de l'ensemble du pays par un emploi plus efficace et plus juste des ressources publiques pour fournir des services de santé à l'ensemble de la population, en diminuant le recours aux paiements directs ;
- ✓ À un puissant effet d'égalisation sociale, la fourniture de soins de santé primaires abordables et accessibles à tous contribuant à une société juste, stable et solidaire ;
- ✓ Répond aux besoins des citoyens qui aspirent à un meilleur accès aux soins de santé pour eux-mêmes et les membres de leur famille.

COMMENT ACCÉDER À LA COUVERTURE SANITAIRE UNIVERSELLE ?

Dans le cadre du droit international, les États ont l'obligation d'adopter des mesures appropriées pour réaliser le droit à la santé, ou le droit aux soins de santé, et ce sur une base non discriminatoire (comme le spécifient certains traités). Cette obligation implique une stratégie et un plan d'action pour réaliser cet objectif de même que des mécanismes de supervision et de correction. Les parties impliquées dans les traités internationaux ont également l'obligation d'allouer des ressources suffisantes pour atteindre le droit à la santé. En d'autres termes, les États ont l'obligation d'adopter des mesures appropriées en vue de réaliser le droit à la santé, et réaliser la CSU est crucial dans cet effort. En conséquence, plusieurs approches différentes, y compris celles basées sur l'équité ou les droits, peuvent soutenir et encourager la promotion urgente de la CSU.

Pour atteindre la CSU, les pays, dont la Guinée, doivent faire des progrès dans au moins trois dimensions. Ils doivent étendre les services prioritaires, inclure plus de personnes, et réduire les paiements directs. Toutefois, dans chacune de ces dimensions, les pays sont confrontés à des choix difficiles :

- ✓ Quels services étendre en premier ?
- ✓ Qui inclure en premier ?
- ✓ Comment passer des paiements directs au prépaiement ?

Pour faire ces choix, les pays y compris la Guinée, doivent être guidés par un engagement pour la justice qui rejoint la préoccupation en matière d'équité et l'engagement pour le respect des droits des personnes aux soins de santé. Pour une réalisation équitable et progressive de la CSU, les trois principaux choix de même que les compromis entre les trois dimensions doivent être abordées avec précaution surtout en Guinée où la justice et le droit de l'homme posent problèmes.

Étendre les services prioritaires : en ce qui concerne l'extension des services, la question cruciale consiste à identifier quels services élargir en premier. Les services peuvent être classés en trois catégories : les services de haute priorité, de priorité moyenne, et de faible priorité. Au nombre des critères pertinents utilisés pour la classification et la catégorisation des services, il y a l'efficacité des dépenses, la priorité aux plus démunis, et la protection contre le risque financier. Pour sélectionner les services à étendre en second lieu, il est souvent utile de commercer par estimer le rapport coût-efficacité des différentes politiques envisagées pour ensuite tenir compte de la préoccupation pour les plus démunis et des autres critères pertinents. La spécification, la mise en balance, et l'utilisation de ces critères devraient s'opérer dans le contexte de grands débats publics et par le biais de procédures participatives. Cela permettra à un grand nombre de groupes de contribuer au processus d'établissement des priorités et renforcera l'obligation des institutions publiques d'être responsables devant les citoyens au sujet des décisions prises. Les pays vont également bénéficier de l'existence d'un comité national permanent sur l'établissement des priorités pour traiter des cas particulièrement difficiles.

Par exemple en Guinée il est évident que presque tous les services sont prioritaires. Le choix est difficile, quand on prend :

✓ Mortalité maternelle et infanto-juvénile élevée ;

✓ Prévalence élevée des maladies transmissibles, des maladies à potentiel épidémiques et émergentes et des maladies non transmissibles ;

✓ Faible performance du système de santé et plus spécifiquement :

a) Faible couverture en services essentiels de santé de qualité dans le cadre de la réforme de couverture sanitaire universelle ;

b) Sous-financement du secteur santé avec faible financement de la santé par l'État ;

c) Faible densité des ressources humaines de qualité ;

d) Faible disponibilité de médicaments, vaccins, infrastructures, équipements, produits médicaux et autres technologies de qualité ;

e) Information et connaissances en santé non disponibles en temps réel pour les prises de décisions et la gestion des services du secteur santé ;

f) Faible organisation et gestion des services de santé.

On comprend bien que le choix est difficile. Mais il faut à chaque fois, pour faire ces choix, on doit se rappeler qu'on doit être guidé par un engagement pour la justice et l'engagement pour le respect des droits des personnes aux soins de santé.

Inclure plus de personnes : en ce qui concerne l'inclusion d'un plus grand nombre de personnes, la question inévitable consiste à identifier qui inclure en premier. Pour inclure plus de personnes de façon équitable, les pays devraient étendre en priorité la couverture aux groupes à faibles revenus, aux populations rurales, et aux autres groupes désavantagés en termes de couverture de services, de santé, ou les deux. Ceci est particulièrement important pour les services de haute priorité. Inclure de manière équitable un plus grand nombre de personnes peut nécessiter des approches ciblées si elles s'avèrent efficaces.

Beaucoup de Guinéens vivent un niveau élevé de pauvreté et déplorent la situation économique, sociale, politique et sanitaire du pays ainsi que leurs propres conditions de vie. Près de la moitié des Guinéens vivent en dessous du seuil de la pauvreté. Depuis 2000, la Guinée a traversé une vague de crises politiques, sociales et de gouvernance qui ont entraîné une détérioration de sa situation socioéconomique. Les tensions sociales ont été exacerbées par l'insécurité de tout genre et la pauvreté croissante. La flambée des épidémies : choléra, paludisme, maladie à virus Ebola, etc. a entraîné beaucoup de décès, et a encore exposé davantage les personnes vulnérables à la pauvreté. Plus de la moitié des Guinéens vivent en milieu rural, la plupart d'entre eux pratiquant une agriculture de subsistance sur des parcelles réduites, ce qui les rend fortement dépendants des précipitations et vulnérables aux aléas climatiques. La productivité reste faible, car les paysans n'ont que peu accès aux services de base et aux informations. La pauvreté sévit principalement dans ces régions, où la proportion de pauvres est de 65 % environ contre 35 % en zone urbaine. Les femmes et les jeunes comptent parmi les membres les plus vulnérables de la population rurale.

Les femmes assument différents rôles dans l'agriculture, de la production et la transformation à la commercialisation à petite échelle. Dans les zones rurales, les femmes sont encore en net désavantage. Elles ne disposent que d'un accès limité aux intrants agricoles, aux conseils techniques, aux technologies améliorées, à la propriété foncière et aux décisions. Très peu d'entre elles savent lire et écrire par rapport aux hommes. Ce faible niveau d'éducation a une incidence directe sur leur capacité d'accéder à l'information, aux services de vulgarisation agricole et aux autres besoins liés à la production. Concernant la propriété et l'usage des terres, les hommes ont pour habitude de revendiquer leurs droits de préemption et de succession.

Les jeunes représentent près de la moitié de la population guinéenne et constituent un groupe marginalisé extrêmement vulnérable à la pauvreté. Particulièrement touchés par le chômage et le sous-emploi, ils sont contraints d'abandonner les campagnes et, dans certains cas, sont poussés à la délinquance. L'agriculture traditionnelle de subsistance n'incite guère la jeunesse rurale à rester sur place et à adopter les moyens d'existence de leurs parents.

Réduire les paiements directs des ménages : plusieurs pays dépendent énormément des paiements directs pour le financement des services de santé. Ces paiements constituent une barrière à l'accès aux services de santé, en particulier pour les plus pauvres. En outre, pour ceux qui utilisent effectivement les services, les paiements directs constituent souvent une charge financière considérable pour eux et leurs familles et peuvent même causer des catastrophes financières. En vue d'améliorer l'accès aux soins et la protection contre le risque financier, les pays y compris la Guinée, doivent donc remplacer les paiements directs par des systèmes de prépaiement obligatoires, avec mutualisation des fonds. La question fondamentale est de savoir comment procéder à ce remplacement. L'équité suggère que les paiements directs soient d'abord réduits pour les services de haute priorité, et pour les groupes désavantagés, y compris les plus pauvres. Pour ce qui est des paiements obligatoires, l'équité suggère que ces paiements augmentent généralement avec la capacité de payer et que les contributions au système soient progressives. Quant à l'accès aux services, il doit reposer sur les besoins et non la capacité de payer.

En Guinée, les populations prennent en charge une partie des coûts de fonctionnement des établissements de soins à travers le système de recouvrement de coûts notamment l'achat des produits pharmaceutiques, la motivation du personnel, le fonctionnement de la chaine de froid, les dépenses d'entretien, de maintenance et les outils de gestion. En effet, les ménages constituent la première source de financement des dépenses de santé par le paiement direct des soins. En 2016, d'après les comptes nationaux de santé le financement des ménages était de 46,4 % des dépenses de santé, suivi des bailleurs de fonds ou le reste du monde, avec 35,7 % des dépenses de santé et de l'administration publique avec une contribution de 15,1 %.

Compte tenu du fait que les ménages constituent la composante du système sanitaire qui dépense le plus en soins de santé sous forme de paiements directs, cette pratique facilite la perception des fonds indus qui alourdissent le risque financier pour les ménages en Guinée les exposant à des dépenses catastrophiques. Une réflexion sérieuse devra être faite pour développer les initiatives de protection et/ou prévention des risques financiers : la couverture sanitaire universelle.

- **Quelle est l'importance de la justice et l'équité dans le processus menant à la CUS ?**

Plusieurs acteurs influencent la progression vers une CSU. Il peut s'agit des institutions, ou de groupes d'individus au sein et en dehors de l'administration publique, au plan local, national et international. Leurs choix sont guidés par de multiples raisons comme les circonstances économiques et politiques, des intérêts économiques et politiques, de même que leurs idées et leurs idéaux ou même leurs égos. L'idéal central est celui relatif à la distribution juste et équitable des charges et des avantages dans la société. Les acteurs empruntant la voie menant à la CSU, il est crucial qu'ils soient conscients des questions de justice et d'équité et fassent les choix y afférents avec précaution. Parmi tous ces acteurs, les travailleurs de la santé jouent un rôle important.

La justice et l'équité sont des valeurs indispensables pour les décisions concernant les politiques publiques, et elles constituent des idées puissantes, souvent au cœur des débats publics, politiques et juridiques. La justice et l'équité ont également un rôle central à jouer dans le contexte de la couverture sanitaire universelle (CSU). Non seulement elles justifient et motivent l'objectif de la CSU ; mais elles pèsent aussi sur les choix critiques qui se posent à chaque étape de sa réalisation. Lorsque la CSU ne peut pas être réalisée immédiatement, il devient en effet impératif d'avancer de manière juste et équitable. Plus spécifiquement, lorsque les pays étendent les services prioritaires, incluent plus de gens, et réduisent les paiements directs, ils doivent chercher à le faire de façon juste et équitable. La justice et l'équité portent fondamentalement sur la distribution des avantages et des charges dans la société. Il n'y a pas de consensus sur les limites précises des concepts de justice et d'équité ou sur leur contenu précis.

Dans la pratique au quotidien, on peut faire recours à une équité horizontale et verticale. L'équité horizontale requière un traitement égal des cas similaires, alors que l'équité verticale justifie pourquoi il est approprié de traiter des cas différents de manière inégale. Ces normes peuvent s'appliquer à la répartition des prestations de santé et à la couverture des services de santé de même que la répartition des charges, y compris les contributions financières au système de santé. Au-delà de ces préoccupations d'ordre général, un consensus assez large est possible concernant beaucoup d'autres questions plus spécifiques. Par exemple, plusieurs personnes trouvent injuste qu'une partie de la population n'ait même pas accès de manière abordable à des services très économiques en termes de rapport coût/efficacité et ciblant des conditions de santé très graves, alors que d'autres parties de la population sont couvertes pour les services très coûteux produisant peu d'avantages en termes de condition de santé. Parmi les exemples de la première catégorie, on retrouve par exemple les antibiotiques et les services d'hospitalisation pour la pneumonie, les accouchements assistés par des personnes compétentes, le traitement du paludisme, et les préventions secondaires des crises cardiaques ou des infarctus du myocarde. Un exemple de la dernière catégorie de services serait des traitements de chimiothérapie expérimentaux sans effets démontrés, et coûteux.

Dans la pratique quotidienne, parallèlement à la justice, les politiques publiques ont un autre objectif important, qui consiste maximiser les avantages. C'est-à-dire maximiser les avantages de tous les individus. En ce qui concerne la santé, les avantages pertinents peuvent inclure par exemple, des années de vie additionnelles ou l'amélioration de la qualité de vie. Bien que les questions de justice concernent la distribution des avantages entre les individus, la maximisation des avantages concerne la somme totale des avantages uniquement, sans égard pour sa distribution. L'objectif de maximisation des bénéfices suscite souvent une préoccupation pour l'efficacité des coûts. C'est-à-dire le rapport entre les ressources utilisées et les bénéfices générés. Dans plusieurs cas, les exigences en matière de justice et de maximisation des bénéfices ne se contredisent pas. Parmi les politiques possibles, il n'est pas inhabituel que la politique la plus juste soit aussi celle qui maximise les bénéfices. Par exemple, les « meilleures options » de l'OMS en matière de services de santé maternelle, néonatale, et infantile sont celles qui vont probablement profiter à ceux qui ont le pire état de santé et le plus faible accès aux soins de santé, et en même temps celles qui vont maximiser la somme des bénéfices en matière de santé (par rapport à beaucoup d'autres services). De même, les services ciblant les groupes victimes de pauvreté et d'exclusion peuvent maximiser l'état de santé total de la population par rapport à d'autres services qui ne le font pas. De toute évidence, il s'avère crucial que les pays arrivent, chaque fois que c'est possible, à identifier des politiques qui sont optimales à la fois du point de vue de la justice et de la maximisation des bénéfices. Pour ce faire, les pays doivent accorder une attention particulière aux services qui font la promotion de la justice et de la maximisation des avantages. Dans d'autres cas, la politique considérée la plus juste n'est pas celle qui maximise les avantages. Par exemple, le traitement de l'hypertension peut avoir un meilleur rapport coût-efficacité que le vaccin antipneumococcique, alors que le vaccin cible des maladies avec une charge de morbidité individuelle plus importante. De même, la justice peut recommander que l'on étende d'abord la couverture aux populations rurales qui sont les moins couvertes, qui souffrent d'un mauvais état de santé, et qui sont plus pauvres que les populations urbaines. Cependant, les populations rurales peuvent s'avérer plus couteuses à couvrir pour un service donné, et le service peut être moins efficace au sein de cette population, ou les deux. Maximiser les avantages en termes de santé exigerait alors de prioriser les populations urbaines. Dans les situations où il y a divergence entre les deux objectifs concernant les politiques qu'ils recommandent, les pays doivent donner de l'importance aux deux objectifs et mettre en balance les avantages que les politiques considérées produisent en ce qui concerne ces deux objectifs.

La République de Guinée et la couverture sanitaire universelle (CSU)

Avant la pandémie de COVID-19, les progrès accomplis dans le monde sur la voie de la CSU étaient déjà chancelants. Le rythme impressionnant des progrès réalisés pour élargir la couverture des services de santé avant 2015 ne s'est pas maintenu : l'indice de couverture des services de santé en vue de la CSU (Indicateur ODD1) n'a augmenté que de très peu pour s'établir à un certain niveau peu confortable en 2019 et a stagné à ce niveau jusqu'en 2021. Cela signifie que des milliards de personnes dans le monde n'étaient pas encore entièrement couvertes par les services de santé essentiels en 2021. La part de la population confrontée à des dépenses de santé directes catastrophiques (Indicateurs ODD2) ne cesse d'augmenter. Selon l'OMS, elle est passée de 9,6 % en 2000 à 13,5 % en 2019, soit plus de 1 milliard de personnes.

En Guinée, comme dans le monde, en 2019 avec la pandémie COVID-19, les dépenses de santé à la charge des patients ont fait sombrer des millions de personnes dans l'extrême pauvreté et des milliards de personnes dans la pauvreté relative. Au total, environ 2 milliards de personnes ont été confrontées à une forme de difficulté financière soit catastrophique ou appauvrissant ou bien les deux.

La tendance observée récemment à l'échelle mondiale, à savoir une stagnation des progrès réalisés dans la couverture des services de santé et une hausse continue de la part de la population confrontée à des dépenses de santé directes catastrophiques, concerne toutes les régions, tous groupes de revenu confondus, et la majorité des pays, à tous les niveaux de revenu.

Les inégalités restent un défi essentiel à relever en matière de CSU. Même lorsque la couverture des services de santé progresse au niveau national, les données agrégées masquent les inégalités au sein des pays. Par exemple, la couverture par les services de santé reproductive et de santé de la mère, de l'enfant et de l'adolescent tend à être meilleure pour les franges de la population plus aisées, plus instruites et qui vivent dans les zones urbaines, en particulier dans les pays à revenu faible. En ce qui concerne les difficultés financières, les dépenses de santé directes catastrophiques sont plus fréquentes parmi les personnes qui vivent dans des ménages où l'on trouve des personnes âgées (60 ans ou plus). Les personnes vivant dans des ménages pauvres, en zone rurale, avec des membres plus âgés (60 ans ou plus) sont plus susceptibles de sombrer dans la pauvreté en raison des dépenses de santé directes. Le suivi des inégalités en matière de santé est essentiel pour identifier et suivre les populations défavorisées, afin de fournir aux décideurs une base factuelle leur permettant d'élaborer des politiques, des programmes et des pratiques plus axés sur l'équité en vue d'évoluer progressivement et faire de la CSU une réalité. Il faut également recueillir des données de meilleure qualité concernant les inégalités entre les genres, les désavantages socioéconomiques et les problèmes spécifiques auxquels sont confrontés les peuples autochtones et les populations réfugiées déplacées par les conflits et les crises économiques, politiques, sociales et environnementales.

En Guinée, au plus fort de la pandémie de COVID-19 en 2021, les services essentiels ont été perturbés comme dans de nombreux pays dans le monde. Des disparités flagrantes ont marqué l'accès aux vaccins contre la COVID-19, avec une moyenne de 34 % de la population vaccinée dans les pays à revenu faible contre près de 73 % dans les pays à revenu élevé. Les interruptions de service de santé ont également augmenté au niveau des interventions de soins d'urgence, de soins critiques et de soins chirurgicaux susceptibles de sauver des vies, ce qui a probablement eu d'importantes incidences à court terme sur les résultats en matière de santé. En 2022, beaucoup de ces pays y compris la Guinée signalaient encore des perturbations. Environ 25 millions d'enfants de moins de 5 ans n'ont pas été vaccinés systématiquement.

Pour jeter les bases de la CSU et progresser en vue de sa concrétisation, l'OMS recommande de réorienter les systèmes de santé en adoptant une approche axée sur les soins de santé primaires. Les soins de santé primaires représentent le moyen le plus inclusif, le plus équitable, le plus économique et le plus efficace d'améliorer la santé physique et mentale des populations, ainsi que le bien-être social. Ils permettent un accès universel et intégré aux services de santé au plus près de l'environnement quotidien des personnes. En outre, ils favorisent la fourniture d'une gamme complète de services et de produits de qualité dont la population a besoin pour sa santé et son bien-être, ce qui permet d'améliorer la couverture et la protection financières. Des économies significatives peuvent être réalisées, et la plupart des interventions essentielles de CSU peuvent être réalisées grâce à une approche axée sur les soins de santé primaires. Par ailleurs, le renforcement des systèmes de santé fondés sur les soins de santé primaires devrait produire un impact mesurable sur la santé dans les pays. Environ 75 % des progrès attendus dans le domaine de la santé grâce aux ODD pourraient être réalisés au moyen des soins de santé primaires, qui permettraient notamment de sauver plus de 60 millions de vies et d'augmenter l'espérance de vie moyenne mondiale de 3,7 ans d'ici à 2030.

Dans l'historique du système de santé guinéen, on retient des moments d'accalmie et des moments difficiles. Ces derniers sont caractérisés par une mortalité maternelle, néonatale et infantile élevée ainsi que des flambées d'épidémies diverses, toutes plus meurtrières les unes que les autres. Cet état de fait, il faut le reconnaitre, est lié à la faiblesse en ressources humaines, matérielles et financières.

En 2014, cette situation a amené le Gouvernement guinéen à procéder à une analyse ouverte, globale et intégrale du système de santé guinéen, avec la pleine participation des communautés, de la société civile, des partenaires sectoriels, techniques et financiers, au cours des états généraux de la santé, tenus à Conakry.

Ce diagnostic de l'état de santé des populations a suscité de grandes orientations en termes de réformes du schéma d'organisation sanitaire, du financement de la santé et de la gouvernance du système de santé. Et il devrait être suivi d'un traitement efficace en faveur du mieux-être des populations dans une nouvelle Politique nationale de Santé orientée vers la Couverture sanitaire universelle. Un système de santé performant garantissant à l'ensemble de la population des soins et des services de santé de qualité équitablement accessibles pour tous, et par tout, où le besoin est, sans être exposée à des difficultés financières.

Les réformes à apporter dans les systèmes de santé, du financement de la santé et les mesures permettant aux pays de s'approcher de la couverture universelle peuvent prendre de nombreuses formes, mais elles doivent surtout être adaptées au contexte du pays. Il n'existe pas de modèle en la matière de la couverture sanitaire universelle. Les moyens à mettre en œuvre sont donc laissés à la souveraineté des États (conseillés et soutenus par les organisations internationales, grandes ONG, fondations, firmes, etc.) en fonction des priorités et contextes nationaux. Les États ne sont redevables que de leur progression, voire de l'évocation qu'ils font de l'objectif de CSU.

La couverture sanitaire universelle est une option intéressante pour instaurer des modifications en profondeur du système de santé guinéen et assurer une couverture sanitaire pour les populations. Sa mise en œuvre encourage à plus d'équité et de justice sociale, mots d'ordre de « la dimension sociale de la globalisation ». Le renouveau des débats internationaux sur les stratégies de développement, ainsi que le caractère général de la définition, ont facilité dans un premier temps le processus d'adhésion d'une large palette d'organisations internationales et d'États. L'inscription de la couverture sanitaire universelle comme élément fédérateur des questions de santé dans l'agenda post 2015 constituerait une étape supplémentaire dans la construction du « consensus ». Enfin, la CSU pourrait jouer un rôle dans la transformation du concept de « santé globale » en un concept plus positif, en le faisant évoluer vers un objectif commun de couverture sanitaire pour tous. Il ne s'agirait plus de lutter contre des problèmes de santé qui transcendent les frontières (en particulier les maladies infectieuses), mais de promouvoir des systèmes de santé nationaux robustes et efficients, intégrant la prévention comme dimension intrinsèque. Cela impliquerait de repenser l'aide au développement en santé et de réorienter une partie des fonds vers le renforcement des systèmes de santé.

Une stratégie en trois volets peut guider la Guinée à réaliser la CSU de manière progressive et néanmoins équitable. Elle peut catégoriser les services en groupes prioritaires. Les critères pertinents pour cette catégorisation incluent le rapport cout-efficacité, la priorité aux plus démunis, et la protection contre le risque financier.

Faire des choix justes pour une couverture sanitaire universelle, étendre pour commencer la couverture des services de haute priorité à tous. Cela inclut l'élimination des paiements directs et le recours accru aux prépaiements obligatoires, progressifs et mettant en commun les fonds. Ce faisant, veiller à ne pas laisser à la traine les groupes désavantagés. Il s'agira le plus souvent de groupes à revenus faibles et des populations rurales. Dans le cadre d'une stratégie plus globale, la Guinée doit effectuer des choix minutieux au sein de chaque dimension et de façon transversale. Ces choix dépendront du contexte, des réalités du pays et plusieurs options différentes peuvent s'avérer appropriées. Toutefois, lorsque l'on cherche à réaliser la CSU de manière progressive et équitable, certains compromis sont généralement inacceptables :

✓ Compromis inacceptable I : Étendre la couverture des services à faible priorité ou priorité moyenne avant qu'il n'y ait une couverture presqu'universelle des services de haute priorité. Cela concerne aussi la réduction des paiements directs pour les services à faible priorité ou priorité moyenne avant l'élimination des paiements directs pour les services à haute priorité.

✓ Compromis inacceptable II : Donner une haute priorité aux services très coûteux dont la couverture apportera une protection financière considérable quand les avantages en matière de santé sont insignifiants par rapport à des services alternatifs moins coûteux.

✓ Compromis inacceptable III : Étendre la couverture pour les groupes aisés avant de le faire pour les groupes démunis lorsque les coûts et les avantages ne sont pas très différents. Est aussi inacceptable l'extension de la couverture pour ceux qui bénéficient déjà d'une couverture élevée avant les groupes bénéficiant d'une faible couverture.

✓ Compromis inacceptable IV : Inclure en premier dans le régime de couverture universelle uniquement ceux qui ont la capacité de payer et ne pas inclure les travailleurs du secteur informel et les plus pauvres, même si cette approche serait la plus facile.

✓ Compromis inacceptable V : Remplacer les paiements directs par des prépaiements obligatoires d'une manière qui rend le système de financement moins progressif.

Une réalisation équitable et progressive de la CSU exige de prendre des décisions politiques difficiles. Des décisions raisonnables et leur mise en œuvre peuvent être facilitées par une responsabilisation des institutions publiques et des mécanismes de participation citoyenne. Ces mécanismes sont indispensables pour formuler les politiques et établir des priorités, et particulièrement en ce qui concerne les trois types de choix cruciaux que l'on rencontre dans le processus conduisant à la CSU, les compromis éventuels entre les différentes dimensions de la progression vers cet objectif. De tels mécanismes jouent également un rôle crucial dans le suivi de l'utilisation des ressources et des résultats. Pour jouer efficacement ces rôles, il est nécessaire d'institutionnaliser la responsabilité des pouvoirs publics et la participation citoyenne.

Faire des choix justes pour une couverture sanitaire universelle, le suivi et l'évaluation des résultats à partir d'indicateurs clés est également crucial pour formuler et mettre en œuvre de la politique de CSU. La Guinée doit choisir minutieusement un ensemble d'indicateurs, investir dans des systèmes d'information sur la santé, et intégrer efficacement les informations dans l'élaboration des politiques. La sélection des indicateurs devrait être étroitement liée à l'objectif de réaliser la CSU et dans la plupart des cas, inclure au moins quatre types d'indicateurs :

✓ les indicateurs relatifs au processus d'établissement des priorités,

✓ les indicateurs mesurant l'accès aux soins,

✓ les indicateurs de protection contre le risque financier,

✓ les indicateurs évaluant l'état de santé de la population.

- **Les défis de la couverture sanitaire universelle en République de Guinée**

Si la CSU est reconnue dans les autres régions comme sauveurs de l'humanité et moteur du développement durable, force est de reconnaître qu'elle a du mal à se concrétiser en Afrique subsaharienne en général et en particulier en Afrique de l'Ouest. En Guinée la couverture sanitaire universelle est une grande inconnue. La majorité de la population reste toujours non couverte.

Tous les jours, les médias et les réseaux sociaux, les gens relatent des expériences douloureuses des situations sanitaires incroyables et que l'on a vite tendance à oublier le jour suivant et qui se répète le jour d'après. Ici, une femme qui n'a pas pu accoucher à l'hôpital faute d'ambulance disponible, là, un enfant qui n'a pas été en mesure de disposer d'un test de diagnostic rapide du paludisme, là-bas une femme qui n'a suivi aucune consultation prénatale faute d'argent, plus loin, un homme qui n'a pas pu payer son examen afin de vérifier qu'il n'avait pas un cancer de la prostate, un autre qui a revendu ses dernières parcelles pour aller se soigner et encore un autre qui a renoncé à la cure de sa hernie, faute de moyens financiers. Dans ce village, le centre de santé a perdu son toit lors d'une tornade il y'a 2 ans, maintenant le centre de santé voisin se trouve à 30 kilomètres. Etc.

Tous les jours, les familles se battent pour trouver les moyens financiers, humains et relationnels afin de se soigner. Toutes ces familles, peu importe leur niveau socio-économique, rencontrent ce même défi. Mais évidemment, ce sont sans conteste toujours les personnes les plus pauvres et les plus isolées qui sont les plus oubliées et les moins en mesure de faire face à ces barrières sanitaires qui leur sont souvent insurmontables, faisant en sorte que les inégalités sociales de santé se creusent d'avantage et perdurent.

Toutes ces réalités vécues par les personnes en quête de soins de santé donnent tout son sens au concept de la couverture sanitaire universelle et l'interpellent. Peut-être, la promotion de la CSU n'a, pas encore provoqué la sensibilité des décideurs politiques des États d'Afrique subsahariens ou guinéens pour comprendre les défis de celles et ceux qui doivent renoncer aux soins de santé, parfois vitale, faute de moyens financiers. L'avènement de la CSU pourrait certainement permettre de mettre au jour, non seulement les situations de précarité pourtant bien connues, mais aussi les défis de l'énonciation et de la revendication du droit à l'accès aux soins par ces personnes. Elles restent indéfiniment majoritaires de la population, mais aussi les grandes oubliées (pour ne pas dire les invisibles) des réformes sanitaires, malgré les discours rhétoriques internationaux et nationaux récurrents promettant l'inclusion de tous et toutes, et affirmant vouloir ne laisser personne de côté.

Il est temps d'analyser les systèmes de santé dans une perspective de progrès social. Les modes de financement ou de contractualisation de la CSU plus centrées sur les valeurs de solidarité et de bien public. Ne serait-il pas temps, en effet, de construire les systèmes de santé africain et guinéen à partir de l'expérience même des inégalités, tout particulièrement à partir des inégalités pesant sur les situations sociales que vivent les personnes les plus pauvres exclues des systèmes de soins santé ?

Mais ces histoires individuelles, que l'on entend chaque jour si on les écoute, ne sont pas que des mots, car elles sont une réalité quotidienne et, surtout, elles sont reflétées par des statistiques et des chiffres que les organisations nationales et internationales ressassent en permanence. Face à tous ces vécus on est en droit de penser qu'un problème plus profond, plus structurel et complexe, subsiste et semble rendre utopique la couverture sanitaire universelle en Afrique subsaharienne et en Guinée ainsi que perpétuer les défis d'améliorer l'accès aux soins de santé rendant la santé publique ou les systèmes de santé des pays stériles ou rhétoriques qui se réalisent plus avec des mots qu'avec des actions. Aujourd'hui encore on se pose la question pourquoi tous les engagements verbaux nationaux ou internationaux et toutes les déclarations nationales et internationales lors des rencontres nationales ou internationales n'arrivent fondamentalement pas à se concrétiser et à la fin améliorer la vie de la majorité des personnes vivant dans cette région du globe dont les besoins en santé restent le plus souvent non comblés. Néanmoins, certains pays ont réussi a lancé leurs couvertures sanitaires universelles. De nombreux enseignements peuvent être tirés de leurs expériences. Par exemple au Rwanda, où les mutuelles deviennent obligatoires ; au Sénégal, la professionnalisation des mutuelles départementales ou encore au Burkina Faso, où se trouve l'exemption du paiement des soins. On se demande quand la CSU sera réellement implantée dans les autres pays, notamment la Guinée ?

Mais le paiement direct des soins de santé n'est pas le seul défi que la CSU a à faire face en Guinée il existe d'autres facteurs limitant l'accès aux soins de santé. En effet ils doivent particulièrement retenir l'attention des acteurs de la CSU en tant que cibles prioritaires de futures réformes sanitaires. Notamment :

✓ Le faible niveau d'instruction et la persistance des tabous socioculturels favorisent la réticence aux changements de comportements et de mentalités favorables à la bonne santé des populations.

✓ La faible couverture en eau potable, en installations sanitaires salubres et en habitats décents, ainsi que l'insuffisance d'hygiène individuelle et collective, la pollution de l'environnement et les effets du changement climatique sont à la base des principaux facteurs de risque de nombreuses maladies transmissibles et non transmissibles.

✓ Le tabagisme dans les établissements scolaires, la toxicomanie et l'alcoolisme sont à la base de certaines maladies mentales chez les adolescents et les jeunes ainsi que d'autres maladies non transmissibles.

Dans le fonctionnement même des services de santé, les dysfonctionnements des services de santé ; les insatisfactions des usagers ; les incompréhensions ou les malentendus, ont une influence directe sur la qualité ressentie des soins, et par conséquent sur la fréquentation des services et l'accès aux soins. L'accueil, la perception de la gravité de la maladie, le bénéfice d'une couverture sociale, le temps d'attente, l'âge, ainsi que la distance très élevée entre le domicile et l'unité de soins, ont un effet significatif sur l'utilisation des services de soins.

Dans les milieux urbains, un certain nombre de familles des quartiers populaires semblent exclues de l'accès régulier aux soins de santé. Elles considèrent les services de santé comme un univers où elles n'ont pas leurs places, un espace hostile, répulsif, humiliant et inhospitalier. La quête de soins les conduit vers des itinéraires thérapeutiques variés déterminés certes par le degré de gravité de la maladie, mais aussi par le statut socio-économique et le niveau scolaire. L'automédication est le premier recours, que ce soit avec des médicaments traditionnels ou modernes, d'où la quête du bon médicament. Les malades et leurs familles jugent les soignants en fonction du médicament prescrit ou reçu. Le bon médicament est un médicament facile d'accès, un médicament disponible et un médicament qui soulage ou cesse les plaintes. Les établissements sanitaires publiques ne sont pas le premier recours, car on les considère comme inaccessibles pour plusieurs raisons, parmi lesquelles : les attitudes et comportements des personnels ne sont pas appréciés par les usagers. On peut citer entre autres le non-respect des heures d'ouverture et de fermeture, le mauvais accueil, l'absence de sociabilité, le manque de respect ou l'impolitesse, l'absence de communication, la lenteur dans l'exécution des tâches qui rallonge le temps d'attente. Les pratiques de racket, de corruption et de « connaissance ou de relation sociale » excluent d'emblée certaines couches sociales, car, l'argent, ce n'est pas seulement pour payer les soins, mais aussi pour être reçu, admis dignement. Les personnels justifient leurs comportements par le fait que les salaires ne sont pas motivants ; et c'est pour cela qu'ils créent ou favorisent d'autres formes de rémunération ou de rétribution. Ils déplorent le fait que leurs patients attendent le pire avant d'arriver à l'hôpital.

Certains usagers choisissent généralement les hôpitaux, seulement quand ils estiment que la maladie est grave. La gravité perçue de la maladie influence véritablement les recours aux soins et les itinéraires thérapeutiques. La façon dont les soignants traitent les soignés, les sages-femmes toujours pointées du doigt : « on crie sur les gens », ou encore « on ne m'a pas salué » et encore « on n'a pas répondu à ma salutation », etc. Trop de comportements négatifs des soignants restent impunis et les rumeurs viennent ajouter leurs grains de sel. Les rumeurs contribuent largement à véhiculer les images négatives des services de santé : sans les fréquenter, on est informé de ce qui s'y passe. Vrai ou faux ? Et ils contribuent par conséquent à freiner l'accès aux soins de santé.

Pour la mise en place de la couverture universelle, les responsables des politiques de santé doivent donc porter leurs efforts sur deux fronts. D'une part sur celui de l'accessibilité économique des soins à la fois en gérant mieux de qui est sous leur contrôle direct, et parallèlement en favorisant des alternatives à l'offre de soins publique. Évidemment, il existe un grand nombre de la population qui ne dispose pas des moyens de se soigner en l'absence de mécanismes de prise en charge de l'indigence, qu'il faudra bien prendre en compte. D'autre part, avec la couverture sanitaire universelle, l'effort doit porter sur la qualité de soins de santé en réconciliant les professionnels de santé avec leur métier, mais également avec les usagers.

LES ÉCHECS ET L'ABOLITION DU PAIEMENT DIRECT DES SOINS DE SANTÉ

Dans de nombreux pays, il se peut que les personnes aient à payer des frais pour leurs services de santé : par exemple pour une consultation chez le médecin ou l'obtention des médicaments et d'autres besoins d'ordre médical. Cette méthode est appelée le paiement direct des soins de santé. Il a été instauré dans de nombreux pays à revenu faible et intermédiaire avec l'appui de l'UNICEF et de la Banque Mondiale à travers l'Initiative de Bamako.

Plusieurs décennies en arrière on suggérait aux pays d'Afrique subsahariens dont la Guinée était la tête de liste, de s'engager dans des politiques de financement de la santé à travers le paiement direct des soins par les usagers des services de santé. Un certain nombre de raisons étaient avancées en faveur de l'instauration de ce paiement direct. Un argument est que le paiement direct est supposé dissuader les personnes à recourir aux soins de santé inutiles. Il est également perçu comme étant un moyen de réunir des fonds supplémentaires qui peuvent être utilisés pour améliorer la qualité des services de santé. Ces fonds supplémentaires peuvent aussi être utilisés pour développer les services de santé et garantir que toute la population accède aux soins de santé. Cependant, des remarques selon lesquelles l'instauration du paiement direct empêchait les populations démunies d'utiliser des services de santé prioritaires ont été avancées. Récemment, plusieurs campagnes ont été menées préconisant la suppression du paiement direct, en particulier pour les soins primaires.

Aujourd'hui, il y a fort à parier que la majorité des Guinéens et les habitants de l'Afrique subsaharienne qui ne peuvent pas se soigner à cause du manque de moyens financiers, ou qui sont retenus dans les hôpitaux contre leur volonté faute de pouvoir honorer leurs factures. Et ils ne se doutent pas que leur situation est en partie due à l'opinion de certains de leurs responsables nationaux, et certains experts d'organisations internationales qui restent convaincus de l'importance de « participer à sa santé » en payant directement ses soins au point de services.

On a compris que les soins ne sont plus gratuits, on doit participer à sa santé ! Mais comment ?

Les fervents défenseurs du paiement direct des soins de santé continuent à fermer les yeux sur un nombre important de recherches qui ont montré le manque de pertinence de l'Initiative de Bamako et l'exclusion de l'accès aux soins qu'elle a engendrés en la recommandant. La gestion communautaire des fonds constitués par les contributions des rares usagers n'a, elle non plus, pas été une grande réussite. Les preuves irréfutables de l'injustice et de l'inefficacité du paiement direct sont disponibles depuis longtemps, au-delà des frontières des pays d'Afrique. C'est pourquoi certains économistes canadiens n'ont jamais fait la promotion de l'Initiative de Bamako, reforme emblématique en santé des années 80. On ne reviendra pas d'ailleurs sur l'histoire écrite du paiement direct des soins de santé. Il a fallu attendre plus de 20 ans pour que certains économistes de ces institutions internationales influentes se décident de reconnaître leurs erreurs.

Pourtant, toutes les données probantes étaient à leur disposition. De même, après des décennies de projets pour l'organisation des mutuelles de santé avec une animation par des bénévoles et une adhésion volontaire, un ticket modérateur et une gestion communautaire, les acteurs et de ce mouvement ont disparu de la scène internationale bien que de nombreux pays africains, comme la Guinée, le Sénégal ou le Mali pour ne citer que ceux-là, continuent d'y croire, mais tout en commençant à tester d'autres approches. Notamment, la professionnalisation et la départementalisation au Sénégal ou les mutuelles de cercles au Mali.

La question de la solidarité qui était mise en avant comme l'une des caractéristiques des mutuelles communautaires a largement buté sur l'érosion de cette valeur dans une Afrique mondialisée et en pleine mutation permanente. Contrairement aux croyances de certaines anthropologues cherchant à maintenir les populations africaines dans une interprétation magico-religieuse de la maladie, loin de la réalité et de toute modernité. De plus, le partage des risques maladies à si petite échelle ne peut pas être financièrement viable dans un système de financement de la santé trop fragmenté. Cela justifie notamment les tentatives actuelles de passer à une échelle plus grande comme rêve la CSU.

Certains chercheurs (anthropologues, sociologue et économiste de la santé) pensent que la suppression du paiement direct des soins de santé entraînerait une augmentation importante de l'utilisation des services de santé sans apporter la preuve d'un effet de cette mesure sur la santé des populations ou sur l'équité dans l'accès aux soins, mais ils ont confirmé que les frais aux usagers constituent une barrière à l'utilisation des services de santé par les plus pauvres et que leur suppression est une option à considérer, parmi tant d'autres.

Depuis plusieurs années maintenant, notamment en Afrique de l'Ouest, les décideurs et les bailleurs de fonds ont plutôt opté pour une abolition sélective du paiement direct, souhaitant ainsi maintenir en partie les mécanismes de financement promus par l'Initiative de Bamako. Cette approche sélective cible des groupes considérés comme particulièrement vulnérables, tels que les femmes et les enfants de moins de cinq ans.

Depuis 2005, plusieurs plaidoiries des ONG sont venues s'ajouter à une série de rapports internationaux et de consensus d'experts recommandant l'accès gratuit à des services de santé de qualité pour les femmes et les enfants de moins de cinq ans. Néanmoins, l'analyse produite par d'autres experts fait également état de plusieurs difficultés opérationnelles de mise en œuvre de cette politique sanitaire. Ces difficultés ne sont pas à négliger. Elles sont toutes tirées des expériences menées par quelques pays précurseurs de l'abolition sélective du paiement direct des frais de soins de santé en Afrique de l'Ouest. Ces difficultés forment un réel blocage de la mise en œuvre de cette politique sanitaire, tout comme n'importe quelle réforme dans ce domaine. Il apparait clairement, pour avancer vers une nouvelle réforme sanitaire telle que la couverture sanitaire universelle, il faut s'attaquer à ces difficultés et les résoudre. Cette résolution pourrait en fait contribuer au renforcement des systèmes de santé dans ces pays.

Ces difficultés sont entre autres :

✓ **Le manque de financement public :** le paiement direct des soins agit comme un mécanisme de rationnement sur la consommation des ressources publiques. Son abolition engendre une hausse de l'utilisation des services de santé et donc des besoins plus importants en intrants. Elle exige par conséquent des efforts budgétaires de la part du ministère de la Santé, qui est responsable d'en assurer la viabilité. En Guinée la césarienne est gratuite, mais le budget que le gouvernement consacre à sa subvention est largement insuffisant. Les décisions budgétaires sont soumises à des pressions politiques et que les risques d'assèchement des fonds alloués à la subvention de la santé sont très élevés. Les professionnels de la santé ont une confiance très limitée dans la capacité de l'État à garantir la pérennité de l'abolition des paiements directs des soins de santé. Il semble que les nouvelles procédures de remboursement dont bénéficient les centres de santé, aient renforcé les interactions entre le ministère de la Santé et le Ministère des finances. Ce dernier réclame maintenant d'être tenu informé de la manière dont les fonds publics sont utilisés, et les relations entre ces deux institutions nationales restent compliquées.

✓ **Le remboursement tardif ou incomplet des services de santé :** l'abolition du paiement direct des soins de santé prive les structures sanitaires d'une source de revenus. Au Burkina Faso, les choses se sont relativement bien déroulées. Par contre au Niger, certains districts sanitaires ont dû attendre plusieurs mois avant d'être remboursés, d'autres des années. L'abolition a d'ailleurs fini par être parfois suspendue et les centres de santé ont été contraints de réinstaurer les frais aux usagers, c'est-à-dire le retour au paiement direct des soins de santé.

✓ **Les ressources humaines inadaptées :** le nombre de personnels de santé est nettement inférieur à la demande. Bien qu'ils apprécient cette politique, les professionnels de la santé se plaignent parfois de la surcharge de travail que génère la hausse de fréquentation des services de santé en compensation de laquelle ils n'ont bénéficié d'aucune augmentation salariale. Le Burkina Faso, le Niger et le Ghana semblent tous avoir pu faire face à cette hausse de fréquentation des services de santé. La surcharge de travail donne parfois lieu à des revendications salariales et à la réclamation de primes à la performance.

✓ La **relation soignant-soigné tendue :** en raison de cette demande grandissante, la relation des professionnels de santé avec leurs patients est parfois électrique ; les soignants doivent réduire la durée de leurs consultations, et les soignés exigent d'être vus rapidement ou de se faire prescrire des médicaments qui ne leur sont pas indispensables. Il arrive en outre que l'on dénote un manque de respect des patients vis-à-vis des agents de santé. Parfois en Guinée, tout comme au Mali ou au Niger, les ruptures de stock d'intrants laissent croire aux patients que les agents de santé sont responsables et qu'ils les détournent pour aller les revendre au marché.

✓ **L'approvisionnement insuffisant en médicaments et autres intrants médicaux :** Ces pays sont souvent confrontés à des ruptures de stock soit à cause de la mauvaise gestion des stocks ou par défaut d'approvisionnement. Au Niger, une mauvaise gestion des stocks a empêché divers centres de santé d'appliquer la politique d'abolition sélective et les a forcés à réclamer aux patients une participation financière. La Guinée, Le Mali et le Sénégal ont choisi de mettre à la disposition des structures sanitaires des kits pour les césariennes, mais une rupture des stocks intervient souvent mettant en difficulté les professionnels de santé.

✓ **Le défaut d'identification :** à l'absence d'un système d'identification de la population même après la suppression du paiement direct, constituerait une barrière limitant l'accès aux soins. Au Burkina Faso, étant donné l'absence d'un système d'identification des indigents, les femmes les plus pauvres ne peuvent pas bénéficier de la gratuité des accouchements.

✓ **L'absence de politiques de suivi et d'évaluation :** peu de pays ont instauré un système de suivi et d'évaluation ou consacré un budget à une évaluation rigoureuse. Ceci explique en partie la rareté des données disponibles sur l'impact de ces mesures en termes de santé publique. Au Burkina Faso, le département en charge la mise en œuvre de la politique d'abolition et le département responsable du suivi et de l'évaluation (pourtant rattachés au même ministère) ne sont pas parvenus à travailler de manière coordonnée.

L'abolition sélective du paiement direct des frais de soins de santé peut être un nid, un point de départ vers une abolition totale du paiement direct et laisser la place à la couverture sanitaire universelle. Déjà l'abolition sélective du paiement direct a permis de répondre à des besoins qui n'avaient pas pu être couverts jusqu'ici. Mais elle a également révélé et confirmé certaines difficultés des systèmes de santé. Ces difficultés peuvent limiter considérablement l'impact des bénéfices obtenus.

En vue de faire face à la hausse de la demande, les systèmes de santé doivent être renforcés. Et pour ne pas mettre en péril l'espoir qui commence à se dégager au sujet de l'abolition sélective du paiement direct. L'ensemble des acteurs qui se positionnent en faveur de cette politique doit unir leurs efforts et s'atteler à la tâche du renforcement des systèmes de santé cela permettra de préparer les montures et aller plus loin vers la CSU.

Les ressources humaines, elles, doivent être renforcées par le biais du recrutement de nouveaux agents et de la formation, mais aussi réparties de façon plus adéquate sur le territoire suivant les besoins de la population. Il est également indispensable qu'elles se montrent plus réceptives aux besoins exprimés par chaque patient. La mise en œuvre de politiques d'abolition ne manquera pas d'engendrer une augmentation de leur charge de travail ; leurs salaires pourraient dès lors être revalorisés et leur motivation améliorée avec l'instauration d'un système de primes à la performance.

La démarchandisation de la santé en République de Guinée par la couverture sanitaire universelle

L'arrivée de la couverture sanitaire universelle marquera le temps de la démarchandisation de la santé en Guinée. La santé est un droit, pas une marchandise. L'un des enjeux fondamentaux de la couverture sanitaire universelle est la santé pour tous ou la santé pour les pauvres qui passent inéluctablement par la démarchandisation et mutualisation des services de santé.

L'objectif d'universalisation de la couverture sanitaire s'adresse directement à l'accès des personnes pauvres aux soins de santé. Des personnes dont leurs ressources personnelles ne leur permettent ni de payer leurs propres soins de santé, ni de cotiser individuellement à une assurance qui leur en garantisse l'accès.

L'objectif d'élargissement de la couverture promet en effet une considérable extension du marché, qui suscite des stratégies de négociation et de pression de la part de firmes, investies dans la production et la distribution de médicaments, de services et d'équipements, ou encore d'assurance ; mais aussi de la part d'organismes privés non lucratifs, églises, ONG et autres fondations, qui occupent de larges pans du marché de la santé. Pour la plupart des parties prenantes au « consensus » sur la couverture sanitaire universelle, les prestataires privés sont nécessaires au secteur, essentiellement pour contribuer à une offre satisfaisante.

Pour l'OMS : « Les incitations pour fournir des services efficients, équitables et de qualité sont essentielles, que les prestataires de services appartiennent au secteur public ou privé. Il n'existe aucune preuve que les prestataires de services financés/détenus par des intérêts privés soient plus ou moins efficients que les alternatives financées/détenues par les gouvernements. Du point de vue de la politique de financement de la santé, la décision sur une offre optimale des services nécessite une approche pragmatique plutôt qu'une approche idéologique ».

Selon OMS, la marchandisation des soins de santé doit être strictement réglementée afin de garantir la protection du consommateur et « la confiance des usagers dans les services de santé et dans la capacité des autorités sanitaires à protéger la population ».

En outre, l'OMS le réitère depuis une dizaine d'années qu'il est fondamental de réduire la partie des coûts qui doivent être pris en charge directement par le patient, causant dépenses catastrophiques et appauvrissement, au bénéfice de dispositifs de prépaiement. Or la mise en œuvre d'assurances financées par des cotisations assises sur les revenus du travail se heurte de facto à l'existence d'une proportion importante de personnes âgées, inactives, ou de travailleurs informels très pauvres. À partir de ce constat, la déclaration finale de la 58e Assemblée mondiale de la santé en 2005 se positionne clairement en faveur de systèmes qui mutualisent les risques et les coûts, que ce soit par le biais de la fiscalité ou d'un dispositif assurantiel qui inclue différents groupes de revenus, type d'emploi, état de santé, âge, etc. : « Deux options principales s'offrent pour la collecte des ressources devant assurer la couverture universelle et la protection contre les risques financiers connexes. L'une d'elles est un système dans lequel les services de santé sont financés principalement par les recettes fiscales générales. Les fonds, centralisés essentiellement par les pouvoirs publics, servent à l'achat de services de santé, d'ordinaire à des prestataires tant publics que privés. L'autre est l'assurance-maladie universelle, qui repose sur une ou plusieurs caisses approvisionnées par les cotisations obligatoires des travailleurs, des professions indépendantes, des entreprises et des pouvoirs publics ».

Le défi réside donc en partie dans le degré de démarchandisation du secteur de la santé. La conception même de la CSU incorpore en effet l'objectif de réglementer et maintenir les fonctions fondamentales de répartition des risques, d'achat et de fourniture des services de base. Freiner la réduction des prestations de santé à des marchandises, en particulier à l'égard des pauvres, par définition peu solvables, exige l'intervention de mécanismes de régulation, de conciliation, qui soumet le degré de marchandisation de la santé aux objectifs d'équité et d'universalité. Les questions de financement sont donc centrales aux perspectives et aux choix qui orientent les différentes voies choisies vers l'universalisation de la couverture sanitaire : financement de l'offre, financements solidaires de la couverture des risques, financement propre des ménages pauvres.

La démarchandisation totale, réalisée dans certains pays, comme le Cuba est considérée comme un échec, elle n'est plus préconisée aujourd'hui. En revanche, le recours au marché peut favoriser l'objectif d'universalité de l'accès à la santé avec réduction des inégalités si se construit conjointement un cadre de conventions qui soumet les prestataires privés aux objectifs politiques établis par la puissance publique, et qui servent cet objectif : barèmes de tarification, égalité de qualité de l'offre et de traitement des malades, offre de contrats d'assurance, etc. Les non solvables c'est-à-dire les pauvres, par le marché deviennent ainsi bénéficiaires de droits sur la collectivité, et spécifiquement sur la prestation de soins de santé, que celle-ci soit publique ou privée.

La Guinée, en comparaison, avec certains pays, dispose peu de moyens politiques et budgétaires pour mettre en œuvre une politique progressant vers l'universalisation et la réduction des inégalités. Si la marchandisation demeure circonscrite à une frange de personnes solvables, la fragmentation entre de nombreux prestataires constitue le principal défi de cette voie. C'est le niveau de progression de ces formes de redistribution de modes d'accès et de droits, illustrée par les trois paramètres du « cube » de la CSU (population couverte, services concernés et reste à payer pour les patients), qui détermine l'effectivité de la couverture, au-delà de sa dimension théorique : l'offre de soins et de protections qui devient accessible par l'universalisation, le niveau de satisfaction de différents besoins et la qualité des services offerts.

Le degré de démarchandisation et de mutualisation détermine fondamentalement l'ampleur des inégalités structurelles entre groupes sociaux, de résidence, de capacités de financement et de statuts d'emploi, au regard de l'accès aux soins, par-delà le mot d'ordre de l'universalisation. En effet, la carte des inégalités de santé tend à reproduire celle des différents modes d'accès : entre clients solvables, dépendants de l'assistance conditionnelle, bénéficiaires de services publics gratuits et de bonne qualité, assurés sociaux..., le fossé peut être bien profond. Ces inégalités reflètent un éclatement des droits sociaux : entre droits fondés sur la capacité de payer une cotisation, ou directement des biens et services, droits fondés sur la citoyenneté, et droit conditionnés à divers états et comportement, notamment à l'état de pauvreté, l'écart est large et menace la cohésion sociale.

La nature différenciée des droits sur lesquels sont assis les modes d'accès aux soins de santé introduit ou reproduit en effet des statuts différenciés de citoyenneté, particulièrement sensibles lorsqu'ils renforcent des divisions sociales et politiques (populations indigènes, villageoises, groupes confessionnels, groupes sociaux marginalisés, etc.). S'y articulent aussi des inégalités dans les rapports sociaux de sexe, qui se nouent autour de l'accès aux soins de santé, et aux droits reproductifs. Sortir les femmes des dépendances à l'égard des hommes reconnus comme actifs et/ou chefs de famille, leur assurer un accès aux soins adapté à leurs besoins, leur donner la maîtrise sur leur corps et leur fécondité, sont des questions peu intégrées aux débats portant sur la couverture sanitaire universelle. En Guinée ces questions peuvent être valablement intégrées aux processus menant vers la CSU, dans un souci de consensus. L'aménagement de transitions, ou l'organisation de la progression vers l'universalité procède par des choix politiques, faisant intervenir des ordres par ordre de priorités.

Au terme de cette analyse, on ne peut donc que souligner le rôle fondamental des États, financeurs du processus d'élargissement de la couverture sanitaire, et régulateurs de la marchandisation de la santé et des fragmentations et inégalités qu'elle engendre inéluctablement. Même si, le secteur privé est largement sollicité comme prestataire de biens et services, les autorités publiques sont très explicitement sollicitées pour réguler les systèmes de prix et de primes, abonder le financement de l'offre de soin accessible gratuitement ou à prix modique aux populations démunies, et/ou subventionner les primes d'assurance des pauvres. C'est à la puissance publique qu'il revient en dernière analyse de donner sa forme définitive au système de santé. Cela ne veut pas dire que les pouvoirs publics devraient ou même pourraient réformer l'ensemble du secteur sanitaire à eux seuls. Des acteurs nombreux et divers ont un rôle à jouer : responsables politiques nationaux et administrations locales, professions de santé, communauté scientifique, secteur privé, organisations et associations de la société civile, sans oublier la communauté sanitaire mondiale. Néanmoins, les pouvoirs publics ont, en matière de santé, des responsabilités fondées autant sur des principes politiques que sur des attentes largement partagées.

Finalement, si le référentiel de couverture sanitaire universelle n'est pas une idée nouvelle, il se définit comme un référentiel transnational qui vise à constituer de nouvelles configurations d'acteurs et d'objectifs, au plan global, selon un consensus éthique et faiblement normatif. C'est d'autant plus le cas que « la contrainte », dans ce cas, est essentiellement incitative, et illustre bien « une forme de découplage entre, d'une part, les fonctions de construction des cadres généraux d'interprétation du monde et, d'autre part, les fonctions de construction du compromis social sur lequel reposent les systèmes politiques modernes ». La mise en œuvre de l'objectif de CSU dépend ainsi de cadres nationaux de politiques publiques et de la reproduction de l'ordre politique au plan national. La mesure dans laquelle le triple objectif du référentiel de CSU pourra se traduire par des réalisations effectives dépend donc à la fine de l'engagement des États nationaux, accompagnés techniquement et financièrement par les organisations internationales (OMS et Banque mondiale en tête) et d'autres partenaires donateurs, dans leur voie qu'ils ont choisie eux-mêmes leur menant à la CSU, de leurs interprétations de leurs impératifs et marges de manœuvre, et de leur capacité de jouer des différentes coalitions d'intérêts pour mettre en œuvre leurs stratégies politiques.

LE FINANCEMENT DU SYSTÈME DE SANTÉ

Le système de soins correspond à l'ensemble des services qui fournissent des prestations à la population, dans le but d'améliorer sa santé. Cependant, le terme système de santé est fréquemment utilisé dans un sens plus restrictif, qui en fait un synonyme de système de soins.

Un système de soins se tient sur trois piliers principaux :

1) Le premier pilier correspond à la demande de soins, il regroupe en son sein la population ou les usagers qu'on peut appeler aussi les ménages.

2) Le second pilier correspond à l'offre de soins, il regroupe en son sein les producteurs de soins (hôpitaux, médecins, infirmières, industries pharmaceutiques, laboratoires, imageries…).

3) Le troisième pilier correspond à l'Etat, aux pouvoirs publics ou tiers-payeurs qui sont impérativement engagés dans le fonctionnement du système de soins pour des missions de définition de normes, de cadre règlementaire d'exercice, de fixation des règles du jeu, de régulation générale du système.

En dehors du paiement direct des soins de santé, il existe d'autres modes de financement des soins médicaux, notamment sur la question du partage entre financement obligatoire (public) et volontaire (privé). Dans le fonctionnement d'un système de soins s'effectuent des mouvements entre ces trois piliers qui peuvent être considérés comme une série de transferts de ressources. Et chaque type de transferts assure une fonction dans le système :

✓ Le premier transfert part des ménages et apporte des recettes aux tiers-payeurs. Ce transfert vise à assurer la fonction de financement du système et répond à la question « Qui paye combien ? »

✓ Le deuxième transfert de ressources part des tiers-payeurs et va vers les producteurs de soins (médecins, infirmières, industries pharmaceutiques, laboratoires, imageries, établissements de santé…). Ce transfert vise à assurer la fonction de paiement du système et répond à la question « Qui reçoit combien ? »

✓ Enfin, le troisième transfert met en mouvement des ressources non monétaires, le temps et l'effort des producteurs de soins, pour produire des traitements dont bénéficient les patients. Ce transfert vise à assurer la fonction de production du système et répond à la question « Qui bénéficie de quoi ? »

Le premier transfert part toujours des ménages : quelle que soit la forme que prend le financement, les payeurs en dernier ressort sont des ménages, c'est-à-dire des individus, de la population. Parfois, cela est dissimulé, par exemple lorsqu'on parle de contribution employeur ou de taxe sur les ventes (comme la TVA en France) : la prétendue part de l'employeur est toujours prélevée sur la masse salariale, tout comme le fabricant fait toujours payer la taxe par le consommateur. La seule exception serait une taxe sur les profits. Ce qui fait bien des ménages les payeurs en dernier ressort des soins et étant aussi le bénéficiaire en dernier ressort des soins.

Il existe différents types de financement du système de soins :

Quand le tiers payeur est l'État ou une agence gouvernementale recevant son budget de l'État (comme au Canada, au Royaume-Uni), le transfert est appelé impôt et le payeur prend la forme du contribuable. Il s'agit d'un financement obligatoire et statutaire : tous doivent s'y plier et il n'existe pas d'options pour y échapper et ce que chacun paye est déterminé par la loi, non par le choix. En général, ce transfert est lié à la capacité à payer de chaque contribuable, ce qui signifie que les plus « riches » payent plus et les moins riches payent moins.

Ce transfert effectue donc une double redistribution, des bien-portants vers les malades, et des riches vers les pauvres.

Quand le tiers payeur est une caisse sociale (comme en France), le transfert est appelé cotisation sociale et le payeur prend la forme du travailleur. Là encore, le financement est statutaire (ce que l'individu paye dépend d'une règle collective, pas d'un marché), mais légèrement moins obligatoire : si le taux de cotisation varie par type (salariés, indépendants) ou secteur d'activité, voire par employeur, l'individu peut fonder ses décisions d'offre de travail sur les valeurs relatives de ces taux. Les cotisations sont aussi, en général, liées à la capacité à payer, les plus hauts gains contribuant le plus, et les systèmes à cotisations génèrent donc le même type de double redistribution, des bien-portants vers les malades et des riches vers les pauvres, que le transfert par l'impôt. En fait, la différence majeure avec le système d'État est que l'assiette de la cotisation (les gains d'activité) est plus restreinte que celle de l'impôt.

Ces deux premières formes du financement du système de soins sont appelées publiques ou étatique, parce que les institutions les administrant ressemblent à des administrations publiques, mais on devrait plutôt les appeler obligatoires.

Quand le tiers payeur est un assureur, ce qui inclut les caisses mutuelles (comme aux USA, en Suisse), le transfert est appelé prime et le payeur prend la forme de l'assuré. Cette fois, le financement est non obligatoire et non statutaire : ce que l'individu paye résulte d'un choix, donc d'un équilibre de marché entre la demande et l'offre de couverture. Il existe, au sein du financement non obligatoire et non statutaire, une importante distinction entre les primes ajustées au risque, qui suivent le principe du bénéfice : ce que paye l'individu est fonction de la valeur espérée du bénéfice qu'il retire du programme et n'effectuent donc aucune redistribution ni en fonction de la santé ni en fonction du revenu, et les primes forfaitaires, qui suivent un principe de redistribution des bien-portants vers les malades, mais pas des riches vers les pauvres. L'ajustement au risque est typique du marché de l'assurance individuelle alors que la prime forfaitaire est plus fréquente dans les assurances de groupe, dans lesquelles un groupe déterminé à l'avance sur des critères indépendants de l'assureur (le plus souvent travailler pour un même employeur, mais aussi parfois le fait d'habiter la même région quand le régulateur impose ce type de primes) paye un montant à un assureur pour couvrir l'ensemble de ses membres.

Dans ce cas il n'y a pas de tiers payeur et il n'y a aucun transfert de revenu. Il est appelé aussi paiement direct par le malade. Ces deux dernières formes sont appelées privées dans les nomenclatures, mais on devrait les appeler volontaires.

- **Le financement de la santé en faveur de la couverture sanitaire universelle**

L'importance des politiques de financement de la santé pour la couverture sanitaire universelle est capitale. Le financement des services de santé est essentiel pour la réalisation de la CSU. La politique de financement de la santé intervient directement sur deux aspects de la CSU :

- ✓ La couverture des services de santé ;
- ✓ La protection financière des usagers.

C'est d'elle que dépend la qualité des services de santé ; et le fait que les patients soient ou non en mesure de recourir à des soins quand ils en ont besoin.

La protection financière est au cœur de la CSU. Elle constitue l'un des objectifs finaux du système de santé puisqu'elle permet à toute personne d'accéder aux services dont elle a besoin sans réduire son niveau de vie et sans être acculée à la pauvreté à cause de paiements qui restent à sa charge.

Les paiements directs peuvent en effet avoir des conséquences financières catastrophiques sur la situation des personnes et des familles, et aggraver les inégalités. La perspective de devoir régler directement les soins peut même dissuader des malades de recourir à des services de santé. Il existe des solutions alternatives aux paiements directs, comme les systèmes de prépaiement et de mutualisation des ressources à des fins de santé qui peuvent contribuer à protéger les groupes de population les plus vulnérables et les plus marginalisés.

Il convient d'accélérer les efforts dans le domaine du financement de la santé, en particulier pour améliorer la protection financière. À l'échelle mondiale, selon l'OMS, on constate une amélioration de la couverture des services de santé essentiels, mais la situation se détériore du côté de la protection financière. En 2019, la couverture des services de santé essentiels atteignait 68 %. Toutefois, entre 2000 et 2017, la part de la population mondiale devant faire face à des dépenses catastrophiques a augmenté.

Le manque de données empêche de mener une évaluation exhaustive de l'impact de la pandémie de COVID-19 sur l'amélioration de la protection financière. Quoi qu'il en soit, la pandémie a eu des répercussions d'ordre macroéconomiques, budgétaires et sanitaires qui laissent penser aussi que la protection financière a sérieusement reculé à l'échelle mondiale. On peut raisonnablement supposer qu'une pauvreté accrue a empêché encore plus de personnes qui en avaient besoin de rechercher des soins, tandis qu'une part croissante de la population a beaucoup dépensé pour se soigner, d'où une aggravation de l'appauvrissement dans le monde.

En Guinée on manque aussi de données sur le nombre de personnes confrontées au quotidien à des obstacles d'ordre financier. C'est-à-dire les personnes qui n'accèdent pas aux soins en raison du manque d'argent. Mais il est probable que cette catégorie soit plus importante, dans ce pays à faible revenu, où le paiement direct est le principal système de financement de la santé.

L'accélération et la pérennité des avancées vers la couverture sanitaire universelle sont subordonnées à l'allocation de ressources suffisantes, pour faire en sorte que les services de santé essentiels soient accessibles et de bonne qualité, et que tous puissent y recourir sans rencontrer de difficultés financières. Des politiques intelligentes et ciblées sont nécessaires pour assurer l'accès aux soins et la protection financière des plus démunis. De nombreux ménages resteront probablement exposés à des frais indirects. Par exemple les frais de transport pour se rendre au centre de soin. Il faut donc que les politiques publiques nationales prévoient de réduire ou de compenser ces obstacles côté demande afin de garantir une progression équitable vers la CSU. Pour le moment, on constate un écart important entre les dépenses actuelles du pays et les estimations du financement qui sera nécessaire à la réalisation des cibles de l'ODD pour la CSU d'ici à 2030. Cet écart pourra être réduit en levant les fonds nécessaires auprès de diverses sources nationales et internationales et en les affectant à l'ensemble de prestations défini au niveau national.

Les contributions obligatoires imposent à certains, ou à tous, de payer pour des services de santé, indépendamment de leur usage. Ces contributions, prépayées, sont fondamentalement similaires à des taxes.

Les contributions volontaires relèvent généralement du privé, assurances facultatives. Si des fonds peuvent être levés par ce biais, les contributions volontaires ont une capacité limitée s'agissant de la couverture de ceux qui sont trop pauvres pour payer. Outre le défaut d'équité que présentent ces sources de financement, aucun pays n'a jamais réussi à atteindre la CSU en faisant de l'assurance volontaire le principal mécanisme de financement. Certes, la mobilisation de fonds substantiels par le biais d'une assurance santé volontaire est plus ou moins difficile selon les cas. On constate toutefois qu'il est extrêmement difficile d'orienter effectivement des ressources levées par ce biais vers l'ensemble de services prioritaires. Cela s'est en fait avéré impossible dans la plupart des pays. Ce mécanisme a donc plutôt pour effet de creuser le déficit de financement de la CSU, en exacerbant les inégalités de recours aux services et de protection contre les difficultés financières, et en accroissant les inefficiences du système.

Par conséquent, l'idée qu'il convient de donner la priorité aux sources de financement obligatoires est désormais largement acceptée. C'est, en effet, le moyen d'établir un financement de base efficace, efficient et équitable.

L'aide publique au développement (APD) reste importante pour les pays à faible revenu et les pays à revenu intermédiaire de la tranche inférieure (PRITI). Entre 2000 et 2015, en moyenne sur les 31 pays à plus faible revenu, plus de 30 % des dépenses de santé ont été couverts par l'APD. S'il est envisageable d'utiliser l'aide extérieure à court terme pour combler les déficits de financement, en particulier dans les PRITI, il n'est pas possible de compter à plus long terme sur la disponibilité ou la pérennité de ce type d'aide pour réaliser la CSU dans tous les pays. Il est néanmoins important de maintenir la dynamique de l'APD, en particulier dans les pays les plus pauvres.

En règle générale, les pays qui consacrent une plus grande part de leur PIB à la santé disposent d'un meilleur financement pour la CSU et procurent une meilleure protection financière. La fixation d'objectifs de dépense nationaux peut s'avérer un moyen efficace pour stimuler l'investissement dans la santé. La résolution de l'UIP[6] appelle les gouvernements à allouer des ressources équivalant à 5 % de leur PIB à la réalisation de la CSU. Néanmoins, aucun chiffre n'est magique, et les progrès sont possibles, quel que soit le niveau de financement, si les fonds sont dépensés plus efficacement. À l'inverse, un financement adéquat ne permettra pas la mise en place de la CSU si les fonds ne sont pas dépensés de manière efficiente. Afin de garantir l'utilisation efficace des fonds destinés à la santé, il convient d'être très attentif aux règles de gestion des finances publiques qui régissent l'élaboration des budgets, leur décaissement et les obligations de reddition de comptes. Il convient de veiller à ce que la conception de ces règles soutienne la CSU et les objectifs de sécurité sanitaire, notamment en prévoyant une certaine souplesse dans la budgétisation, de façon à permettre des réallocations en cours d'année, en fonction de l'évolution des besoins.

On doit améliorer la protection financière dans le domaine de la santé, car les obstacles financiers dissuadent le recours à des services de santé pourtant nécessaires. La seule idée qu'ils vont devoir payer de leur poche un service de santé est, en soi, un obstacle suffisant pour faire reculer

---

[6] **L'UIP** est l'organisation internationale des parlements (article 1 des Statuts de l'Union interparlementaire). Elle a été créée en 1889. Une résolution historique appelant les parlements à prendre toutes les mesures législatives et politiques nécessaires à la mise en place, d'ici 2030, de la couverture sanitaire universelle (CSU).

les plus démunis et les personnes en situation économique précaire, qui ont déjà du mal à joindre les deux bouts au quotidien. Afin d'éliminer ces obstacles financiers pour les plus vulnérables, il convient d'éliminer les paiements directs pour les plus démunis, d'étendre et d'intensifier l'aide de protection sociale apportée aux personnes en situation de pauvreté, de quasi-pauvreté, aux personnes âgées et aux autres groupes de populations exposés à une insécurité économique dans le pays. Plus globalement, afin d'éviter les difficultés financières à la population générale, il convient de faire en sorte que les paiements directs ne représentent pas une importante part de la capacité de paiement des citoyens. Les stratégies de financement ont un rôle déterminant dans la façon dont les prestataires et le système de santé dépendent des paiements directs, des prépaiements et des mécanismes de mutualisation :

- ✓ Le prépaiement des services réduit ou élimine le paiement direct sur place au centre de santé ;
- ✓ La mutualisation des fonds, les sommes prépayées étant regroupées dans un fonds unique, est essentielle pour faciliter le partage des risques au sein de la population. C'est-à-dire entre les bien-portants et les malades, ainsi qu'entre les plus riches et les plus pauvres. Ce qui contribue à la réalisation de l'objectif d'équité.

La couverture ne pourra néanmoins pas concerner tous les services pour toute la population. Il faut donc que les pays déterminent un ensemble bien défini de prestations, en précisant les services couverts, les personnes concernées et l'étendue de la couverture. Cet ensemble de prestations doit être clairement défini en fonction des ressources disponibles, des besoins sanitaires de la population et de la solvabilité des différents groupes de patients. Il faut également définir les conditions permettant aux patients de bénéficier de cet ensemble de prestations (contribution à un régime d'assurance santé obligatoire ou niveau de revenu, par ex.) et les communiquer clairement à tous les groupes de population. Il est particulièrement important de veiller à ce que les politiques financières assurent une protection financière aux groupes les plus vulnérables.

Contrôler l'emploi des fonds de la couverture sanitaire universelle est une obligation. Un emploi inefficace de ressources limitées peut être un important frein à l'avancée de la CSU. On estime que les fonds alloués à la santé, près de la moitié sont gaspillés. En plus d'une approche plus stratégique de l'achat des services de santé, différentes mesures peuvent être prises pour optimiser les ressources disponibles :

✓ Veiller à ce que les services de santé soient en adéquation avec les besoins de santé de la population ;

✓ Renforcer le système de reddition des comptes sur la performance ;

✓ Réduire les coûts administratifs, par exemple, en donnant aux prestataires de services de santé publics une marge d'autonomie pour la gestion des fonds, assortie d'une responsabilisation claire et en veillant à ce qu'ils continuent à faire des rapports et à rendre des comptes.

Il existe plusieurs modèles de financement de la couverture sanitaire universelle en Afrique. Aucun modèle n'est applicable à l'ensemble du continent. Au contraire. Le choix du financement est intimement lié à l'histoire d'un pays et aux valeurs défendues par son État. En revanche, il faut éviter autant que possible les paiements directs au moment des soins de santé. C'est la principale condition pour assurer la protection financière des ménages. Il est donc nécessaire d'instaurer une mutualisation des financements et un prépaiement. Trois systèmes sont alors possibles. Soit un financement assuré par les taxes, soit un financement basé sur les cotisations sociales, soit un financement basé sur une cotisation volontaire, c'est le système assurantiel ou celui des mutuelles communautaires.

Il est très difficile de démontrer entre ces trois systèmes de financement ce qui est le mieux. Quand même, selon les scientifiques, il semble difficile de progresser vers la couverture sanitaire universelle sur la base de contrats volontaires. En effet, avec ce mode de financement, seules les personnes ayant un risque de maladie important adhèrent ou alors celles qui cotisent surconsomment. Les pays qui promeuvent les mutuelles communautaires se fondent pourtant sur ce modèle de contribution volontaire. Mais pour que cela fonctionne, il faut rendre obligatoire l'adhésion à la mutuelle, comme l'a fait le Rwanda. Pour les deux autres systèmes, aucun n'a prouvé sa supériorité sur l'autre. Dans des pays où l'économie informelle concerne 80 % de la population, comme la Guinée, la taxation est sans doute plus efficace que les cotisations sociales. Mais on constate surtout l'émergence de systèmes mixtes. Dans un même pays, on peut avoir des systèmes de gratuité payés par l'État aux côtés de mutuelles communautaires et de cotisations sociales. Le problème, c'est que la multiplication des régimes réduit l'efficience et l'équité du système dans son ensemble. En fait, pour obtenir un bon système de protection financière, il faut que tous les financements parviennent à une caisse commune pour mutualiser les risques : les jeunes payent pour les vieux, les riches payent pour les pauvres, les bien portants payent pour les malades.

En prenant l'exemple sur le Sénégal, le Bénin et le Ghana, en raison de leurs engagements très fort en faveur de la CSU : Le Sénégal, a misé sur les mutuelles à base communautaire pour couvrir le secteur informel. Le système était fortement porté par certains acteurs influents. Mais, en pratique, le nombre de personnes non couvertes demeure encore important. Par ailleurs, pour les personnes âgées et les enfants de moins de 5 ans, le Sénégal a certes instauré la gratuité des soins, mais l'Etat ne règle pas assez vite et met les établissements de soins en difficulté. Le Bénin, a quant à lui opté pour un système d'assurance nationale étatique avec une gestion par des assurances privées, plutôt réticentes à s'occuper des plus démunis. Le pays a donc pris beaucoup de retard. Par ailleurs, en matière d'offre de soins, ces deux premiers pays ont hérité des problèmes liés à l'hypercentralisation : une offre relativement bonne dans les villes, mais pas dans les zones rurales. Le Ghana est sans conteste un pays à regarder de près en matière de la CSU. Ils ont créé un système d'assurance sociale très fortement subventionné par l'État. Le gouvernement a augmenté la TVA pour en orienter une partie vers le système d'assurance santé. Ensuite, tous les financements (cotisations sociales des fonctionnaires et des salariés du secteur formel, TVA, assurances volontaires) sont versés à une caisse commune. Avec 40 % de la population couverte, c'est un système qui fonctionne plutôt bien, même s'il subit les conséquences néfastes de la lenteur des remboursements, de surconsommation. Parallèlement, il a réussi à renforcer son offre de soins primaires de santé.

On estime que les pays doivent dédier au minimum 5 % de leur PIB aux dépenses de santé et qu'il faut 86 dollars par habitant pour fournir un paquet de soins essentiels. Pour autant, on peut consacrer une part importante aux dépenses de santé, mais cela ne distingue pas qui les supporte. Dans de nombreux pays africains, y compris la Guinée, plus de la moitié des dépenses des soins de santé sont payées directement par les ménages.

Les sources de financement pour la CSU sont :

✓ Impôts directs prélevés sur les revenus, les gains ou les profits et payés directement par les ménages et les entreprises au gouvernement ou à un autre organisme public. Il peut s'agir de l'impôt sur le revenu, de prélèvements sur les salaires (y compris les cotisations obligatoires à l'assurance maladie) et des impôts sur les revenus ou les bénéfices des sociétés ;

✓ Taxes ou impôts indirects payés sur ce qu'un ménage ou une entreprise dépense (et non sur ce qu'ils gagnent) et prélevés indirectement pour le gouvernement par un tiers (détaillant ou fournisseur). Les exemples les plus courants en sont la taxe sur la valeur ajoutée (TVA), les taxes sur les ventes ou les droits d'accise sur la consommation de produits tels que l'alcool et le tabac, et les taxes à l'importation ;

✓ Taxes-santé : il s'agit d'un type particulier de droit d'accise visant à réduire la consommation de produits ayant des conséquences négatives sur la santé publique, comme le tabac, l'alcool, et les boissons sucrées. Ces taxes ont le double avantage de décourager la consommation de produits responsables de maladies non contagieuses et de générer des recettes très utiles au gouvernement. Elles ont donc un intérêt sociétal, même quand leur produit n'est pas affecté à la santé ;

✓ Recettes non fiscales provenant par exemple d'entreprises publiques, notamment, des revenus tirés des ressources naturelles, mécanisme courant dans les pays riches en ressources naturelles (pétrole, gaz, mines, par ex.) ;

✓ Fonds provenant de sources extérieures (étrangères) qui sont généralement qualifiés de publics quand ces fonds sont versés aux gouvernements des pays bénéficiaires.

La résolution de l'UIP est de réaliser l'objectif de couverture sanitaire universelle d'ici 2030 : le rôle des parlements pour garantir le droit à la santé, adoptée lors de la 141e Assemblée de l'UIP, appelle les parlements des pays à faible revenu, à mettre en place une protection financière afin de réduire les paiements directs pour les services de santé et d'éliminer les obstacles financiers qui entravent l'accès à la santé et les parlements des pays développés qui fournissent une aide publique au développement (APD) à accroître cette aide dans le domaine de la santé, à consacrer au moins 0,7 % de leur produit intérieur brut (PIB) à l'aide publique au développement.

Quelques actions à mener par les parlementaires pour augmenter les recettes en faveur de la CSU :

✓ Donnez la priorité à la santé dans l'allocation des budgets publics (au moment de l'approbation des budgets) ;

✓ Plaidez auprès du gouvernement en faveur de formes publiques/obligatoires de perceptions de recettes sous la forme d'un financement primaire pour la CSU ;

✓ Appuyez l'adoption d'une budgétisation par programmes dans le secteur de la santé afin de favoriser la souplesse et l'imputabilité des dépenses ;

✓ Veillez à la mobilisation de ressources financières suffisantes pour un achat stratégique des services de santé en particulier des soins de santé primaire ;

✓ Soutenez les textes législatifs prévoyant clairement que les services de santé seront principalement financés par le biais de mécanismes de prépaiement et, le cas échéant, par une mise en commun de contributions obligatoires ;

✓ Veillez à ce que le budget annuel permette l'utilisation des recettes publiques générales pour subventionner les contributions éventuelles des personnes vulnérables et marginalisées à l'assurance santé, le cas échéant ;

✓ Plaidez en faveur de la conduite d'enquêtes régulières pour comparer les dépenses de santé restant à la charge des ménages et leur capacité à les financer, et plaidez en faveur de la recherche des obstacles financiers barrant l'accès aux soins ;

✓ Mettez à profit les commissions et les auditions parlementaires pour passer régulièrement en revue la façon dont les fonds sont employés et vérifier qu'ils servent à promouvoir l'accès aux services essentiels, et à garantir une protection financière à l'ensemble de la population ;

✓ Soutenez les textes législatifs et les règlements qui prévoient des dépenses en fonction des services de santé et des groupes de population prioritaires ;

✓ Veillez à ce que les règles de gestion des fonds publics soient alignées sur les obligations du secteur des soins et les besoins de dépenses de santé au niveau des prestataires ;

✓ Soutenez les textes législatifs et les règlements qui régissent les normes et les pratiques de gestion des finances publiques dans le secteur de la santé, notamment en prévoyant des audits réguliers et la publication des recommandations issues des audits ;

✓ Soutenez et encouragez la budgétisation par programmes dans le secteur de la santé afin de favoriser la souplesse et l'imputabilité des dépenses.

La loi et la couverture sanitaire universelle en République de Guinée

L'Assemblé nationale (le parlement) est une institution démocratique de la république qui détient le pouvoir législatif. Elle vote la loi ; elle contrôle l'action du gouvernement ; elle représente les citoyens. La future politique de santé doit se fixer comme objectif, une Guinée où toutes les populations sont en bonne santé, économiquement, socialement et culturellement productives, bénéficiant d'un accès universel à des services et soins de santé de qualité avec leur pleine participation. Ce qui permettra à la Guinée de construire un système de santé performant, accessible et équitable, capable de satisfaire le droit à la santé de tous, en particulier les plus vulnérables.

Vis-à-vis de la loi et règlement en matière de la santé, la Guinée a un grand atout. La Constitution guinéenne reconnaît la santé comme un droit fondamental en son article 15 qui stipule que : « Chacun a le droit à la santé et au bien-être physique. L'État a le devoir de les promouvoir, de lutter contre les épidémies et les fléaux sociaux ». La Politique nationale de santé repose sur les engagements du gouvernement par son adhésion à des instruments juridiques en matière de santé au plan mondial, africain et national.

Au niveau mondial :

- ✓ La Déclaration universelle des droits de l'Homme

- ✓ La Charte Africaine des droits de l'Homme et des peuples
- ✓ La Convention relative aux droits de l'enfant,
- ✓ La Convention relative à la lutte contre toutes les formes de discrimination à l'égard des femmes
- ✓ La Déclaration du Millénaire pour le Développement en 2005,
- ✓ Les Déclarations de Paris et de Rome sur l'efficacité de l'aide publique au développement,
- ✓ Le Règlement sanitaire international (2005),
- ✓ La convention relative aux droits des personnes handicapées, ratifiée en mars 2011
- ✓ Le Partenariat international pour la Santé (IHP+) en 2007,
- ✓ Le programme d'action d'Istanbul en faveur des pays les moins avancés, Istanbul, Turquie, mai 2011.

Au niveau africain :

- ✓ La Charte africaine des droits de l'homme et des peuples relative aux droits de la femme en Afrique,
- ✓ La résolution AFR/RC50/R3 sur la promotion et le rôle de la médecine traditionnelle, dans le système de santé, août 2000,
- ✓ La Déclaration de Ouagadougou sur les soins de santé primaires et les systèmes de santé en Afrique,
- ✓ La Politique de la Santé pour Tous dans la région Africaine pour le 21e siècle,
- ✓ La Déclaration des Chefs d'État de l'Union Africaine à Abuja relative à l'allocation au secteur de la santé à hauteur de 15 % au moins du budget de l'État,
- ✓ La Déclaration des Chefs d'État de l'UA sur « la santé, base du développement » et sur le SIDA,
- ✓ La Déclaration d'Addis-Abeba sur la santé communautaire dans la région Africaine en 2006,

- ✓ L'Initiative africaine pour l'Accélération de la Réduction de la Mortalité maternelle en Afrique (CARMMA), Addis-Abeba, Éthiopie, mai 2009 ;
- ✓ La Déclaration de Libreville sur la santé et l'environnement en Afrique,
- ✓ La déclaration d'Alger sur la recherche en santé,
- ✓ La Déclaration du forum mondial de Bamako sur la recherche et le développement,
- ✓ L'Harmonisation pour la santé en Afrique (HHA), 2006,
- ✓ Le Programme d'action d'Accra sur l'efficacité de l'aide au développement, 2008 ;
- ✓ L'Initiative du Secrétaire général des Nations Unies sur la redevabilité en matière de santé de la mère et de l'enfant (2010),
- ✓ La Déclaration de Tunis sur le Financement de la santé et la Couverture sanitaire universelle (2012).

Au niveau national :

La Guinée a adopté une série de textes et politiques traduisant la volonté politique du gouvernement en faveur de la santé et du bien-être des populations et qui sont, entre autres :

- ✓ le Code de santé publique,
- ✓ le Code des collectivités locales,
- ✓ le Code de l'environnement.

Les objectifs du millénaire pour le développement puis l'inclusion de la CSU dans une cible spécifique des Objectifs de développement durable (ODD), ont donné une nouvelle dynamique aux efforts d'intégration de la CSU dans les plans nationaux et de renforcement des secteurs nationaux de la santé. Les parlements sont en mesure donc d'entretenir cette dynamique, en mettant en place la CSU ; en améliorant sa mise en œuvre ; en contrôlant les progrès et en rendant compte de ces derniers.

Les parlementaires ont une importance déterminante pour la mise en œuvre exhaustive de la CSU. En Guinée aujourd'hui, il est particulièrement important d'agir aussi vite que possible et de lancer la réforme sans attendre que des circonstances idéales soient réunies. Il convient de saisir les occasions politiques et de profiter de mouvements sociaux solidaires pour faire avancer la réalisation de la CSU.

Quelques suggestions d'actions à mener par les parlementaires :

✓ Préconisez l'adoption de la CSU comme objectif national et encouragez le dialogue sur la méthode à appliquer pour mettre la CSU en place et relever le défi d'une mise en œuvre réussie ;

✓ Recherchez des mécanismes parlementaires et nationaux, dans le parlement et en dehors, qui traitent de différents aspects de la CSU :

- S'il n'existe pas de mécanismes de ce type, envisagez d'en créer et participez à leurs travaux.
- Recherchez les participations parlementaires antérieures à des groupes de travail gouvernementaux sur la santé et les questions sanitaires.
- Exploitez les leçons tirées de ces participations pour informer et guider les travaux du parlement à l'appui de la mise en œuvre de la CSU.

✓ Mettez la question de la CSU à l'ordre du jour des commissions parlementaires compétentes (santé, économie, éducation, affaires sociales, lutte contre la pauvreté, coopération internationale, etc.) ;

✓ Assurez-vous que les avancées en matière de CSU font l'objet d'un suivi en même temps que celles des autres cibles et des indicateurs des Objectifs de développement durable (ODD), afin de mesurer les progrès et de garantir que des rapports sont soumis à l'examen du parlement ;

✓ Utilisez les données relatives à l'accès à des services essentiels de santé publique de qualité et à la charge financière que représentent les dépenses de santé afin de plaider en faveur d'une mise en œuvre plus dynamique de la CSU dans le cadre des investissements économiques. Ces données seront ventilées entre unités géographiques du pays reflétant les niveaux administratifs décisionnels ainsi qu'entre milieu rural et urbain, sexes, tranches d'âge, et un éventail de critères d'équité comme le revenu, l'éducation, la profession, le statut social, etc. ;

✓ Veillez à ce que le secrétariat parlementaire ait les moyens de réunir systématiquement des informations pertinentes sur la CSU et sa mise en œuvre, et que la bibliothèque parlementaire ait les capacités et les ressources nécessaires pour fournir aux parlementaires des dossiers et des analyses sur la CSU, et inclue des informations sur la CSU dans les dossiers fournis aux nouveaux parlementaires après leur élection.

✓ Passer en revue les efforts précédemment déployés en rapport avec la CSU et déterminez pourquoi ils n'ont pas été couronnés de succès. Voyez s'il est possible de les réactiver ;

✓ Recenser les éventuelles lacunes législatives susceptibles de freiner la CSU en passant en revue les lois en vigueur qui mentionnent la CSU ou des questions connexes ;

✓ Défendre l'idée d'assortir la législation d'une évaluation (qui portera notamment sur l'impact, l'égalité des sexes et les droits de l'homme) sur la façon dont la loi affectera la mise en œuvre de la CSU ;

✓ Donner la priorité à la législation qui énonce clairement que les interventions sanitaires urgentes doivent être accessibles à chacun ;

✓ Compléter la recherche et l'analyse en organisant des travaux en commission et des auditions de sorte que les partenaires potentiels (organisations de la société civile, universités, OMS, autres organismes des Nations Unies et autres spécialistes de la CSU) aient l'occasion de faire part de leurs connaissances et de leurs expériences effectives des questions de mise en œuvre de la CSU ;

✓ Travailler avec des groupes de population vulnérables et marginalisés afin de les inclure dans le processus législatif et de vous assurer qu'ils sont bien pris en compte par la loi ;

✓ Tirer des enseignements de l'expérience d'autres pays ayant des structures sanitaires et socio-économiques ainsi qu'un PIB similaires à ceux de la Guinée et qui ont réussi à progresser vers la CSU, en concertation avec l'OMS, d'autres organisations des Nations Unies, des universités et d'autres spécialistes de la CSU à l'échelle mondiale.

La finalité des lois relatives à la couverture sanitaire universelle : la CSU est un engagement politique inscrit dans des résolutions de l'Union Interparlementaire (UIP) et de l'Assemblée générale des Nations Unies. Cet engagement ne peut cependant être tenu sans fondement juridique. C'est la raison pour laquelle, la Déclaration politique des Nations Unies issue de la réunion de haut niveau sur la CSU note « qu'il est vital, pour mettre en place la couverture sanitaire universelle, de renforcer les cadres législatifs et réglementaires et les institutions ». De même, la résolution de l'Union Interparlementaire (UIP), Réaliser l'objectif de couverture sanitaire universelle d'ici 2030 : le rôle des parlements pour garantir le droit à la santé, adoptée lors de la 141e Assemblée de l'Union Interparlementaire (UIP), exhorte les parlements « à mettre en place un cadre juridique solide pour la CSU, à assurer la mise en œuvre effective de la législation sur la CSU dans les faits, et à veiller à ce que le droit de chacun à la santé et aux soins médicaux publics soit garanti à tous sans distinction, en droit comme en pratique ».

La CSU a besoin d'un cadre juridique solide parce qu'un tel cadre crée un ensemble de droits, de mécanismes de protection, de normes et d'obligations, de modalités institutionnelles et organisationnelles, qui sont tous nécessaires pour concrétiser l'engagement politique de la CSU. Ensemble, divers instruments juridiques, comprenant des lois, règlements et jurisprudences composent ce que l'on appelle la « législation relative à la CSU ». Pour l'élaboration et l'adoption de lois relatives à la CSU, il convient de prendre au moins deux critères en ligne de compte : la réalisation des trois objectifs de la CSU d'accès, de qualité et d'abordabilité (finalité) et des éléments visant à faciliter la mise en œuvre (moyen). Il s'agira, par exemple, de lois visant à renforcer les systèmes de santé, à faciliter des partenariats efficaces et à promouvoir des solutions appropriées au contexte national. Sans ces lois, les engagements relatifs à la CSU resteront superficiels, en l'absence de mécanismes de transformation de la vision de la CSU en mesures concrètes.

Pour être efficaces, les lois sur la CSU pourront :

✓ Créer un droit à la santé et fixer un ensemble de mesures juridiquement contraignantes (c'est-à-dire obligatoires) à l'appui d'un accès universel aux soins de santé, de la protection des patients contre le risque financier et de la garantie de la qualité des soins, en prêtant une attention particulière aux groupes de population les plus vulnérables et les plus marginalisés ;

✓ Doter les systèmes de santé des outils nécessaires pour planifier, exécuter et réviser les mesures relatives à la CSU, par exemple en assignant clairement les rôles et responsabilités, en allouant les ressources nécessaires ou en prévoyant des mécanismes de coordination, de participation23, de transparence et de reddition de comptes ;

✓ Définir le rôle de tous ceux qui interviennent dans la mise en œuvre de la CSU, y compris en réglementant et en encadrant les partenariats avec le secteur privé ;

✓ Prévoir des solutions juridiques adaptées à chaque pays, prenant en compte les besoins, les obligations en matière de droits de l'homme, l'histoire, le système juridique, les capacités et les ressources propres au contexte national.

Outre les lois conçues spécialement pour réaliser l'objectif de CSU, d'autres textes législatifs, qui ne portent pas directement sur des questions sanitaires, pourront avoir un effet positif (ou négatif) sur la CSU (lois sur la sécurité sociale, sur le logement, l'aménagement du territoire, les droits de l'homme, les licences et permis, etc.).

L'élaboration de lois qui appuient la réalisation de la couverture sanitaire universelle : les parlements, qui sont au cœur du processus législatif, ont un rôle à jouer tout au long de l'élaboration des lois. Il leur revient de déterminer les lois qui sont nécessaires, d'aider à les hiérarchiser, de proposer ou de voter ces lois, de contrôler leur application et d'évaluer leur impact sur la CSU.

Les parlements travaillent en partenariat avec d'autres autorités. Ils n'ont cependant pas toujours des rôles semblables selon les pays. Dans certains pays, les parlements pourront prendre l'initiative de l'élaboration et de la mise en œuvre des politiques, tandis que dans d'autres les gouvernements décident des politiques dont l'application est définie par des lois. La bonne connaissance des institutions et du contexte propres à un pays sera donc très utile pour déterminer le mode d'action le plus adapté. Savoir, par exemple, qui a le pouvoir de présenter des projets ou propositions de lois ? Qui intervient dans la rédaction des lois et comment se déroule le processus législatif ?

Les parlements, à l'instar de toute autorité intervenant dans l'élaboration des politiques, ont trois rôles importants et distincts à jouer dans la réalisation de la CSU :

- ✓ Évaluer,
- ✓ Adopter
- ✓ Appliquer.

Chacune de ces étapes nécessite l'intervention d'une série de parties prenantes, relevant du secteur privé, du monde universitaire ou de la société civile. La participation de ces parties prenantes, qui sont à même de fournir des réflexions précieuses sur la pertinence des lois en place ou leur efficacité, est essentielle à la compréhension des besoins des populations et des obstacles qu'elles rencontrent pour avoir accès à des soins de santé de qualité sans encourir de difficultés financières. Pendant la phase de hiérarchisation, il sera utile de s'inspirer de l'expérience de pays comparables en termes de système de santé, structures socio-économiques et produit intérieur brut (PIB) qui ont procédé à une mise en place réussie de la CSU.

L'évaluation des lois relatives à la couverture sanitaire universelle : un pays comme la Guinée qui cherche à mettre la CSU en place, doit savoir en quoi leur cadre juridique peut avoir une influence positive ou négative sur les efforts déployés dans ce but. De ce fait, il incombe au parlement de s'assurer en premier lieu que les autorités compétentes (ministère de la Santé ou parlement lui-même) font tout ce qu'elles peuvent pour évaluer la prise en compte de la CSU dans les lois en vigueur. Cela implique, en particulier, d'évaluer le cadre juridique national pour déterminer les éventuels obstacles à la CSU ou les lacunes à combler. Cette évaluation devra porter sur la teneur effective des lois et la façon dont elles sont appliquées, et comprendre également une étude de leur impact dans la pratique en matière d'accès aux soins, de qualité des soins et de la protection contre le risque financier lié aux services de santé. Il convient de prêter une attention particulière à la façon dont les lois en vigueur répondent aux besoins des groupes de population les plus vulnérables et les plus marginalisés, ainsi qu'à leur impact sexospécifique.

Afin d'obtenir une vision exhaustive des lois relatives à la CSU dans le pays, l'évaluation devra porter sur les points suivants :

✓ la formulation des lois dans les quatre domaines sur la législation relative à la CSU (performance de la politique relative à la CSU, contexte propre au pays, partenariats et fondations) ;

✓ le cadre institutionnel et organisationnel entourant ces lois ;

✓ le point de vue des principales parties prenantes sur la pertinence et l'efficience des lois relatives à la CSU.

L'adoption de lois relatives à la couverture sanitaire universelle : une fois que le parlement a acquis une bonne compréhension des atouts et des faiblesses du cadre juridique en place, l'étape suivante consiste à s'assurer que les autorités compétentes (ministère de la Santé ou parlement lui-même) élaborent des lois qui promeuvent la CSU. Dans cette optique, il faudra s'appuyer sur les résultats de l'évaluation pour proposer, hiérarchiser et promulguer des solutions législatives de mise en place de la CSU.

En décidant des mesures à prendre, il s'agira de tenir compte des points suivants :

✓ les besoins mis en lumière par l'évaluation : les obstacles juridiques à lever ou les lacunes à combler, et le degré de couverture des différents groupes de populations et les zones géographiques par les lois en vigueur relatives à la CSU ;

✓ modes d'action : quelles sont les autorités, législatives ou administratives, les mieux placées pour prendre les mesures légales nécessaires ? Le cas échéant, les autorités infranationales remplissent-elles leurs fonctions d'élaboration et d'application de textes législatifs?;

✓ exploitation des données et de la science : besoins de la population en matière de santé et mesures ayant le meilleur rapport coût-efficacité pour y répondre ;

✓ contexte national : priorités politiques, besoins de la population, en particulier les groupes les plus vulnérables et les plus marginalisés, les capacités humaines, financières et techniques nécessaires pour appliquer les solutions proposées au moment de l'évaluation.

Dans le cadre de l'adoption de textes législatifs sur la CSU, les autorités compétentes se doivent de respecter certains principes :

✓ dans la formulation des politiques, donner la priorité aux améliorations concernant les groupes vulnérables et marginalisés : il convient en effet d'inclure ces groupes dès le départ (y compris dans les discussions portant sur la rédaction des textes législatifs) et de prévoir explicitement des dispositions les concernant ;

✓ classer les services de santé par ordre de priorité, en tenant compte des besoins de la population. De même, il convient de donner la priorité à la législation et aux actes connexes du parlement stipulant clairement que les interventions sanitaires à haute priorité doivent être accessibles à chacun ;

✓ plus un service est important et plus il est important qu'il ait une couverture universelle. Plutôt que de prévoir, dès le départ, la couverture d'un très large éventail de services de santé, il convient de prendre toutes les mesures raisonnables pour que tout un chacun soit concerné aussi vite que possible par les services les plus importants.

Enfin, au moment de l'adoption de nouvelles lois, les autorités compétentes doivent s'assurer que le cadre juridique reste cohérent et facile à appliquer, en vérifiant l'absence de failles ou de contradictions entre les différentes sources de législation qui pourraient empêcher une mise en œuvre efficace. Il faudra, par exemple, repérer et supprimer les lois en vigueur susceptibles d'entraver les efforts de mise en place de la CSU, parce qu'elles ne sont pas fondées sur des faits probants relatifs à la santé publique, ne respectent pas les principes des droits de l'homme, etc.

L'application des lois relatives à la couverture sanitaire universelle : la législation est un outil et non une fin en soi. Les lois conçues pour réaliser la CSU ne seront efficaces que si elles sont appliquées et si elles améliorent effectivement l'accès à des services de santé essentiels de qualité sans entraîner de difficultés financières. Les parlements ont donc un troisième rôle qui consiste à s'assurer que les autorités compétentes appliquent efficacement les lois en vigueur et à évaluer l'impact de ces lois sur la progression de l'objectif de CSU. Les législateurs pourraient penser que le travail est terminé une fois que la loi est votée. Mais leur rôle ne se limite pas à la simple adoption d'une loi.

En effet, l'action des parlements est essentielle pour s'assurer que les lois sont correctement appliquées et débouchent effectivement sur la réalisation de la CSU. On vit dans un monde mutant, dans lequel des besoins nouveaux surviennent régulièrement. De ce fait, les parlements se doivent de réévaluer régulièrement eux aussi les cadres juridiques et de les modifier pour s'assurer qu'ils continuent à promouvoir la réalisation de la CSU.

Les parlements de tous les pays du monde ont un rôle de premier plan à jouer pour demander aux gouvernements de rendre des comptes sur leurs engagements en matière de

CSU. Dans ce cadre, il leur incombe de s'assurer de la mise en place de mécanismes de suivi des avancées vers la CSU.

La résolution de l'Union interparlementaire (UIP) a pour but de réaliser l'objectif de couverture sanitaire universelle d'ici 2030 : le rôle des parlements pour garantir le droit à la santé, adoptée lors de la 141e Assemblée de l'Union interparlementaire (UIP), appelle les parlements à utiliser toutes les fonctions parlementaires génériques pour réclamer des comptes à leurs gouvernements nationaux respectifs sur les engagements pris en vue d'une mise en œuvre efficace de la CSU.

Pour suivre les avancées de la CSU, il est recommandé d'utiliser au moins deux indicateurs qui sont des indicateurs des objectifs du développement durable (ODD) :

✓ La couverture des services de santé essentiels (Indicateur ODD1) : une série de 14 indicateurs ont été agrégés pour déterminer la couverture moyenne des services essentiels au niveau national. Ces indicateurs se répartissent en quatre catégories :

- Santé procréative, maternelle, néonatale et infantile ;
- Maladies infectieuses ;
- Maladies non transmissibles ;
- Capacité d'accueil et accessibilité des services

✓ Les difficultés financières (Indicateur ODD2) : il s'agit d'une conséquence essentielle du manque de protection financière qui est mesurée par un indicateur des dépenses de santé catastrophiques, définies comme la proportion de la population dont les dépenses de santé représentent plus de 10 % ou plus de 25 % des dépenses ou des revenus du foyer.

À tout le moins, l'évaluation des progrès vers la CSU devra comprendre le suivi conjoint de ces deux indicateurs des objectifs du développement durable (ODD), de façon à s'assurer que l'amélioration de la couverture des services de santé n'est pas obtenue aux frais des individus et des familles. C'est-à-dire qu'elle n'entraîne pas une augmentation des difficultés financières aux usagers et à leurs familles, mais au contraire s'accompagne d'une réduction des problèmes financiers.

D'autres indicateurs peuvent également servir au suivi des avancées vers la CSU. Il est, par exemple, intéressant de contrôler l'existence de lois sur la CSU, laquelle marque une avancée de la modification du cadre légal et institutionnel en vue de la réalisation de la CSU. En outre, la plupart des pays disposent déjà d'un système de suivi des opérations qui peut servir à mesurer les progrès de ces indicateurs.

Malheureusement, avant la période de pandémie de COVID-19, la CSU n'était déjà pas en bonne voie de réalisation, les améliorations observées au niveau de la couverture des services de santé ayant été obtenues au prix d'un grand sacrifice.

Les pays ont du mal à freiner l'augmentation des dépenses de santé catastrophiques, ce qui nuit à leur capacité de réalisation de la CSU. Il faut que les pays, y compris la Guinée, évaluent leur avancée vers la CSU à l'aide des moyens de mesure qui leur permettront d'élaborer les réponses politiques les mieux adaptées, en plus des indicateurs des objectifs du développement durable (ODD) mentionnés ci-dessus.

En effet, aucune mesure, aucun indicateur n'est complet en lui-même. L'l'Indicateur ODD1 (Couverture des services de santé essentiels), il ne permet pas de mesurer les inégalités, même si certains de ses composants le peuvent. Quant à l'Indicateur ODD2 (Difficultés financières) ne rend, par exemple, pas entièrement compte des personnes qui rencontrent des obstacles financiers pour accéder aux soins, alors que ce type de situation survient en l'absence de mécanismes de protection financière adéquats.

Dans toute la mesure du possible, les données recueillies pour ces indicateurs seront ventilées par zones géographiques et groupes de population, afin d'obtenir une situation claire des groupes qui sont laissés de côté, dans quelles zones et pour quelles raisons.

Plus que jamais, il incombe aujourd'hui aux parlementaires de s'assurer que les avancées vers la CSU sont effectivement mesurées, en plaidant pour la mise en place de cadres de suivi adaptés et exhaustifs, mettant l'accès sur les groupes les plus défavorisés, et en veillant à ce que ces cadres orientent le débat politique.

Quelques suggestions d'actions à mener par les parlementaires :

✓ Plaidez en faveur de la mise en place de cadres de suivi des avancées vers la CSU adaptés et exhaustifs, mettant l'accent sur les groupes les plus défavorisés pour contrôler que personne ne soit laissé de côté ;

✓ Demandez que des données soient régulièrement fournies à l'appui des progrès réalisés sur l'ODD, notamment à l'aide des indicateurs ODD1 ; ODD2 et d'autres indicateurs inclus dans les systèmes de suivi nationaux ;

✓ Favorisez les discussions avec les organisations concernées et d'autres parties prenantes, notamment les organisations représentant les groupes vulnérables et marginalisés, afin de compléter les données recueillies pour mesurer les avancées de la CSU ;

✓ Demandez aux ministres compétents d'expliquer les raisons des inégalités observées dans la couverture des services au sein du pays et d'indiquer les mesures prévues pour y remédier, par qui elles seront prises et quand.

Les défis des mutuelles de santé communautaire pour atteindre la CSU en Afrique subsaharienne

Depuis plus d'une décennie, la promotion de la couverture sanitaire universelle (CSU) a fait des mutuelles un acteur central des politiques de santé en Afrique subsaharienne. Mais qu'est-ce que c'est la mutuelle ?

Selon la définition qui en est donnée par le Code de la Mutualité, la mutuelle est un groupement ayant la capacité civile, dont la création est soumise à déclaration. « Le statut de la mutuelle relève du principe de l'autogestion. Elle poursuit un but non lucratif menant dans l'intérêt de ses membres, moyennant le versement d'une cotisation, à des actions de prévoyance, de solidarité et d'entraide ».

Dès la fin des années 1970, avec la déclaration d'Alma Ata de la « santé pour tous » (1978)[7], puis la charte d'Ottawa (1986)[8], la promotion de la communauté et de la participation des populations au système de santé renforcent l'idée que les mutuelles de santé sont des acteurs

[7] La Déclaration d'Alma-Ata de 1978 est apparue comme une étape majeure du XXe siècle dans le domaine de la santé publique, et elle a identifié les soins de santé primaires comme la clé pour atteindre l'objectif de la santé pour tous.

[8] La charte d'Ottawa pour la promotion de la santé a été établie à l'issue de la première Conférence internationale sur la promotion de la santé à Ottawa au Canada, du 17 au 21 novembre 1986. La promotion de la santé est le processus qui confère aux populations les moyens d'assurer un plus grand contrôle sur leur propre santé, et d'améliorer celle-ci.

potentiellement majeurs de l'extension de la couverture contre les risques de santé. Fondées sur une vision démocratique et citoyenne, les mutuelles sont naturellement en phase avec des initiatives qui donnent un rôle important aux usagers des services de soins de santé. Mais l'histoire de la mutualité en Afrique subsaharienne a été rapidement parsemée d'embûches. Alors que, dans de nombreux pays, le nombre de mutuelles de santé communautaire augmentait régulièrement à partir des années 1980, sous l'influence notamment d'Alma Ata et d'Ottawa, durant la même période les plans d'ajustement structurel ont bouleversé le paysage de la santé publique en Afrique subsaharienne en imposant une vision économiquement libérale de la santé publique, orientée vers la privatisation des services de santé et la contribution financière des populations.

En 1987, l'Initiative de Bamako[9] lancée était au départ axée sur la participation des usagers aux structures de santé, mais la participation a finalement été réduite à sa dimension financière de paiement direct par les populations. Cette tendance a gravement nui à l'équité des systèmes de santé.

La remise en cause des plans d'ajustement structurel, le lancement des Objectifs du Millénaire pour le développement (OMD) puis des Objectifs de développement durable (ODD) avec la couverture sanitaire universelle CSU) comme l'une des cibles emblématiques, la promotion de la CSU comme moteur de la santé à l'échelle mondiale, inscrite dans une résolution des Nations unies en 2012, ont redonné au mouvement mutualiste et à la participation communautaire une place centrale dans les politiques de santé en Afrique subsaharienne. Pourtant, plusieurs obstacles majeurs continuent de se dresser contre la réalisation d'une véritable CSU portée par les mutuelles :

[9] L'Initiative de Bamako a été lancée en 1987 pour faire évoluer les systèmes de santé des pays en développement vers des modes nouveaux d'application du triptyque universalité/efficacité/équité.

- ✓ Premièrement, la participation communautaire n'est toujours pas une réalité. Les usagers des services de soins de santé sont souvent peu impliqués dans les décisions des mutuelles malgré des dispositifs qui ont été lancés pour favoriser leur participation, tels que l'exemption de paiement ciblée, qui a permis de réduire les inégalités, mais sans améliorer l'inclusion des populations en tant qu'acteurs du système de santé.
- ✓ Deuxièmement, le succès des mutuelles locales reste très mitigé, car il repose sur le volontarisme et se heurte à de nombreuses barrières à l'adhésion qui sont entre autres : faible capacité contributive des populations, prise en compte très inégale des besoins, faible prise en compte des besoins des plus pauvres, etc.
- ✓ Troisièmement, les mutuelles communautaires souffrent d'une gestion défaillante liée au caractère bénévole de leur gestion. Le statut de bénévole ou de quasi-bénévole, assorti d'une petite indemnité des gérants, entraîne des problèmes financiers récurrents et une absence de conservation des données financières d'une année à l'autre.

En un mot, le mouvement mutualiste en Afrique subsaharienne, considéré comme un fondement essentiel de l'avancement vers la CSU, ne parvient pas encore à surmonter les obstacles à la fois techniques, financiers, humains, organisationnels et institutionnels qui nuisent à son décollage.

Face à tous ces défis, l'appui de tous les acteurs de la santé et de la coopération internationale, au premier rang, le mouvement mutualiste international[10], est une priorité. Car

[10] **Le mouvement mutualiste international ou Association Internationale de la Mutualité (AIM)** est un organisme-cadre regroupant des payeurs de soins de santé à but non lucratif, des mutuelles de santé et des caisses d'assurance maladie en Europe et dans le monde.

malgré les efforts des organisations de solidarité internationale, des gouvernements, des organisations internationales et des partenaires techniques et financiers, ce qui manque le plus aux structures mutualistes en Afrique subsaharienne est de bénéficier des compétences et de l'expérience de leurs pairs, à la condition bien sûr que soient prises en compte les spécificités culturelles et historiques locales, afin de ne pas se contenter de dupliquer des modèles, des normes internationales plaquées sur différents systèmes locaux qui n'ont rien en commun.

Tout de même, il est important d'encourager et pérenniser les tentatives de revitalisation engagées dans le continent, telles que l'assouplissement du système de primes, le développement de partenariats avec les établissements de santé ou encore le recours à des réseaux des mutuelles continentaux et nationaux : l'Union africaine de la Mutualité (UAM) ; l'Union Technique des Mutuelles au Mali (UTMM) ; le Groupe de recherche et d'appui aux initiatives mutualistes au Sénégal ou à des collectivités territoriales. Ces partenaires fournissent un appui au développement, des garanties financières ou des cadres réglementaires :

✓ L'Union Africaine de la Mutualité (UAM) a pour objectif, dans un cadre de coopération sud-sud, de diffuser dans tous les pays Africains, les principes dont s'inspire la Mutualité dans l'assurance maladie, la prévoyance, la retraite et dans tous les autres secteurs de la protection sociale, en synergie avec la coopération nord-sud, pour mutualiser les expériences et faire émerger des objectifs généraux et communs aux différents systèmes Africains d'accès aux soins ;

✓ L'Union Technique des Mutuelles au Mali (UTMM) : est une structure de référence technique et politique ayant un rôle incontournable dans la définition et la mise en œuvre des politiques et stratégies de protection sociale au Mali et disposant d'une expertise pour l'appui aux organismes mutualistes de la région africaine. Elle a pour missions d'assurer la représentation du mouvement mutualiste malien ; d'apporter un encadrement technique aux organisations mutualistes et développer une industrie de gestion de l'assurance sociale. Elle est basée sur la prévoyance ; la solidarité et l'entraide ;

✓ Le Groupe de recherche et d'appui aux initiatives mutualistes (GRAIM) est une association sénégalaise à but non lucratif, créée dans les années 1990 en réponse à un besoin réel d'accès aux soins de santé des populations. Les secteurs dans lesquels elle s'investit sont, entre autres, la santé, l'environnement, l'économie, avec comme domaine transversal l'appui aux institutions et organisations communautaires de développement. Le GRAIM est notamment très actif dans la création de mutuelles de santé.

Aujourd'hui, la CSU est incontestablement reconnue comme le moteur de la santé mondiale et les mutuelles de santé comme son carburant. Il est temps donc de tirer de leçons des expériences du passé et revoir le modèle de participation des populations et de types de mutuelles de santé. En Afrique subsaharienne, on a connu de nombreuses stratégies en matière de financement de la santé, dont les plus importantes et les plus récentes sont les politiques d'exemption du paiement des frais d'utilisation des services de soins de santé et le financement basé sur les résultats (FBR) qui n'ont pas inversé la tendance à la marginalisation de la participation communautaire :

✓ Les politiques d'exemption des frais d'utilisation des établissements de santé, bien que souvent bénéfiques à l'augmentation de l'utilisation des services de soins de santé par les populations et à la réduction des inégalités d'accès aux soins de santé, n'ont pas donné aux populations la possibilité de s'affirmer pleinement. Elles ont souvent entraîné une recentralisation ou une verticalisation de la prise de décision ;

✓ Les expériences de FBR à base communautaire sont rares et encore peu concluantes. De plus, l'implication des communautés dans la mise en œuvre du FBR dans les établissements de santé reste également très faible.

Les mutuelles de santé, quant à elles, les enseignements tirés des expériences récentes prouvent que les mutuelles conçues dans une optique largement volontariste, bénévole et non obligatoire, ont des limites pour produire les résultats escomptés en Afrique subsaharienne. C'est pourquoi il existe aujourd'hui un consensus sur le fait qu'une extension viable des mutuelles de santé en vue de la CSU repose non seulement sur la professionnalisation des gérants des mutuelles, mais également sur l'obligation d'adhésion. D'où il est important de revoir la conception des mutuelles de santé, au moins en Afrique subsaharienne.

En ce qui concerne la professionnalisation des mutuelles de santé, le Rwanda est un exemple éloquent, d'où les mutuelles sont gérées de façon croissante par des professionnels de la fonction publique. Certains pays d'Afrique de l'Ouest semblent s'orienter dans cette direction : le Ghana, le Mali, le Sénégal, la Guinée, etc. Mais cela n'est pas sans poser des problèmes, car la professionnalisation a pour corollaire un contrôle plus élevé de l'État qui veut disposer d'un droit de regard voire de régulation sur les mutuelles de santé. Évidemment cela semble a priori contraire au principe d'indépendance des mutuelles et surtout de participation accrue des populations. Un équilibre devrait être trouvé en préservant les caractéristiques fondamentales des mutuelles de santé.

L'obligation d'adhésion des populations aux mutuelles de santé, quant à elle, l'idée a fait son chemin dans plusieurs pays africains et soutenue par l'OMS. Après le Rwanda, le Ghana fait figure de précurseur, avec certes un succès plus mitigé. Mais ce qui ressort surtout des expériences ayant pour but de rendre obligatoire l'adhésion des populations aux mutuelles de santé est que, d'une part, promouvoir la participation communautaire qui est une visée bien légitime, d'autre part, assurer l'universalité de la couverture maladie par des actions publiques volontaristes et, parfois, de reprise en main de la CSU à travers le contrôle plus ou moins étendu des financements et de la gouvernance des mutuelles de santé.

Il apparait clairement que le principe fondamental des mutuelles de santé qui est basé sur la participation communautaire et de l'inscription volontaire adopté à Alma-Ata et soutenu par tous les acteurs de la santé et qui est jusqu'à présent au cœur de certains mouvements de soutien aux mutuelles de santé en Afrique subsaharienne, n'est peut-être plus le concept dans lequel il faut investir si on veut atteindre la CSU en Afrique subsaharienne. Cela ne signifie pas non plus que la société civile n'a plus sa place dans la gouvernance des systèmes de santé. Mais il est évident d'abandonner l'idéal de l'implication des bénévoles dans la gestion des mutuelles de santé qui doivent à la fois professionnaliser leur gestion et trouver des moyens de rendre le paiement des primes obligatoire.

Dans ce contexte de mutation constante des mutuelles de santé en Afrique subsaharienne, on peut certainement s'interroger sur les capacités d'élaboration de programmes originaux des mutuelles de santé par les Pouvoirs publics africains ? D'où l'un des grands défis du mouvement mutualiste international d'aujourd'hui est alors de soutenir le développement des mutuelles africaines dans l'extension de la CSU, tout en préservant les spécificités locales. Et l'obligation pour les États africains d'augmenter le financement public du secteur de la santé. C'est une condition essentielle pour atteindre la CSU, soulignés depuis très longtemps par les experts nationaux et internationaux et par les rapports des études et recherches scientifiques.

QUELQUES EXEMPLES DE PAYS AVEC LA COUVERTURE SANITAIRE UNIVERSELLE (CSU)

depuis plusieurs années maintenant, la couverture sanitaire universelle (CSU) demeure un grand défi pour les pays d'Afrique subsahariens. Ils ont commencé à mettre en œuvre des politiques sanitaires pouvant améliorer l'accès aux soins de santé des populations en général et des personnes vulnérables et indigentes, en particulier. La mise en œuvre de ces politiques sanitaires diffère d'un pays à un autre : le Rwanda, a su asseoir à un temps record l'accès universel aux soins de santé de sa population. À ses côtés on peut citer le Ghana. Les autres tels que le Burkina Faso, le Cameroun, le Sénégal ou le Mali, etc. ont du chemin à faire pour tendre vers la CSU. Pour le moment, dans ces pays, la plupart des systèmes de protection sociale ne couvrent pas une grande partie de la population. L'atteinte de la Couverture sanitaire universelle exige la disponibilité d'une offre de soins de qualité, une levée des barrières financières dans l'accès aux soins de santé et une bonne gouvernance. Ceci constitue un enjeu énorme pour l'atteinte des objectifs du développement durable (ODD).

Les mécanismes développés pour tendre vers la CSU dans beaucoup de pays ont consisté à développer l'assurance maladie non obligatoire à travers l'adhésion aux mutuelles de santé communautaire du secteur informel et du monde rural. En outre, pour les personnes vulnérables et indigentes, certains États ont mis l'accent sur des politiques de gratuité afin de leur faciliter l'accès aux soins de santé.

Mais le plus souvent, ces mécanismes ont montré leurs limites : le caractère non obligatoire de l'assurance maladie est un levier qui ne facilite pas l'atteinte d'une CSU des populations. À cela s'ajoute la non-professionnalisation de la gestion des mutuelles de santé communautaire qui entraine un faible taux de pénétration, un faible taux de recouvrement et une absence de défense des droits du patient. Ces limites observées devraient pousser les États à réfléchir à des reformes qui permettraient d'accéder à une CSU en s'appuyant sur la professionnalisation des structures en charge de la demande de soins, mais également sur la proposition de modèle qui rendrait l'assurance maladie obligatoire.

- **La couverture sanitaire universelle au Rwanda par le biais de mutuelles de santé communautaire**

La République du Rwanda, surnommé le « pays des mille collines », est un pays d'Afrique de l'Est subsaharien. Le Rwanda s'étend sur 26 338 km^2 dans la région des Grands Lacs. Il partage des frontières avec, au nord, l'Ouganda, à l'est, la Tanzanie, au sud, le Burundi, et à l'ouest, la République Démocratique du Congo (RDC). Sa capitale est Kigali, située au centre du pays.

Les Rwandais parlent le Kinyarwanda, et vivent dans les collines qui constituent la localisation de référence des habitats. Les Banyarwanda, le groupe culturel du pays, et de la région, est divisé en trois sous-groupes, les Twa, les Hutu et les Tutsi, qui constituent respectivement 1 %, 84 %, et 15 % de la population rwandaise. Le Rwanda est établi comme un royaume au XVe siècle dirigé par des rois Tutsi avant de devenir une partie de la colonie allemande de l'Afrique-Orientale allemande en 1885. Après la défaite de l'Allemagne à l'issue de la première guerre mondiale, le territoire fait partie de la colonie belge du Ruanda-Urundi en 1923. Les deux puissances coloniales pratiquent une politique pro-Tutsi à travers la monarchie et engendrent du ressentiment dans la majorité Hutu. La révolution rwandaise mène à la chute de la monarchie, la création d'un gouvernement républicain dominé par des Hutu, et l'indépendance du pays en 1962 sous le Président Grégoire Kavibanda. Lors d'un coup d'État en 1973, Juvénal Habyarimana lui succède et continue une politique pro-Hutu. Après l'assassinat de Habyarimana en avril 1994, le pays connaît le génocide des Tutsi qui se termine en juillet 1994 par une victoire militaire du Front Patriotique rwandais (FPR)[11], un groupe rebelle dirigé par des Tutsi provenant de l'Ouganda, menant une guerre civile contre le gouvernement de Habyarimana depuis 1990. Le Président actuel du Rwanda est Paul Kagamé, un ancien commandant du Front Patriotique Rwandais (FPR) en fonction depuis 2000. En 2003, il promulgue une nouvelle constitution mettant fin aux discriminations.

Le Rwanda a fait des progrès impressionnants vers la couverture sanitaire universelle, principalement en fournissant une assurance maladie aux pauvres du secteur informel par le biais de mutuelles de santé communautaires. Ce système a fait du Rwanda le pays avec le taux d'inscrit à l'assurance maladie le plus élevé d'Afrique subsaharienne. Selon les données de l'enquête démographique et de santé (EDS) du Rwanda, entre 2015 - 2016, le régime des mutuelles couvrait 81,6 % des Rwandais. Les 6 % de la population travaillant dans

[11] **Le *FPR*** a été créé en Ouganda, en 1987 - 1988 par les exilés Tutsi de la première et de la deuxième République du Rwanda. Les origines du FPR remontent à 1979, quand est fondée la *Rwandese Refugee Welfare Foundation* (RRWF), une association caritative qui devient un mouvement politique, la Rwandese Alliance for National Unity, (RANU) l'année suivante. Le FPR est issu du RANU. Il avait notamment pour objectifs le retour des exilés au Rwanda, le refus de l'ethnisme qui a plongé le Rwanda dans le génocide, et la lutte pour un Rwanda démocratique.

l'économie formelle étaient inscrits dans d'autres régimes d'assurance maladie qu'on appelle la RAMA (Rwandaise d'Assurance Maladie), qui couvre les fonctionnaires, l'assurance médicale militaire et les assurances maladie privées.

Au Rwanda, les mutuelles ont réussi à augmenter l'utilisation des soins médicaux et à réduire les dépenses de santé personnelles. Le système a évolué, passant d'une forme de mutuelles communautaires avec inscription volontaire à une forme basée sur l'inscription obligatoire et recourant également aux subventions du secteur économique formel, ouvrant ainsi la voie à un modèle d'assurance maladie national. Avant que le système de mutuelles ne devienne obligatoire en 2006, il était déjà reconnu comme l'un des rares succès concernant le nombre d'inscrits en Afrique subsaharienne.

Depuis les années 1990, les mutuelles communautaires ont été largement promues comme un outil permettant de réduire les barrières financières de l'accès aux soins de santé dans les pays en voie de développement. Les mutuelles communautaires présentent trois caractéristiques principales : elles sont basées sur le prépaiement pour l'achat de soins de santé, en séparant le paiement direct des soins de santé de leur utilisation ; elles sont contrôlées par la communauté ; et elles reposent sur l'adhésion volontaire. Les mutuelles sont l'une des trois principales stratégies de financement pour atteindre la CSU. Les deux autres étant l'assurance maladie nationale qui est un système obligatoire centralisant les ressources pour les soins de santé provenant des taxes sur les salaires des employés et géré par un organisme public ou quasi public, et le financement par l'impôt, par lequel l'argent est collecté par le biais de l'impôt général sur l'ensemble de la population et qui finance les soins de santé à travers le budget général du gouvernement. Elles semblent être une solution particulièrement adaptée pour améliorer l'accès aux services de santé dans les pays à faible et moyen revenu où la taille du secteur économique formel est petite, réduisant ainsi les possibilités de déduction de salaires pour une assurance maladie nationale et, plus généralement, la création d'une base fiscale suffisamment large pour financer la CSU. Pourtant, malgré l'unanimité pour les mutuelles communautaires en tant qu'outil permettant de réduire la barrière financière à l'accès aux soins de santé dans les pays pauvres, le taux d'inscription de la population à ces régimes reste obstinément faible dans ces pays, et en particulier en Afrique subsaharienne, ce qui fait le Rwanda une exception flagrante.

Le cas rwandais est très instructif, il peut contribuer à guider les pas sur la façon d'atteindre la CSU dans les pays d'Afrique subsahariens. Développer une protection maladie implique de modifier l'allocation de ressources, et constitue ainsi un processus éminemment politique. Le régime des mutuelles rwandaises présente des caractéristiques originales et polarisantes, telles que l'inscription obligatoire de la population, la combinaison de subventions publiques et privées et leur financement massif par des donateurs d'aide internationale. Quelles leçons peut-on tirer de cette expérience ?

Pour la petite histoire, depuis les années 1960, l'accès aux services de santé était payant au Rwanda. D'abord symboliques, les frais ont augmenté au début des années 1990, à la suite de l'initiative de Bamako de 1987 qui appelait au recouvrement des coûts dans le domaine de la santé. Immédiatement après le génocide, les soins de santé sont devenus gratuits. Cela n'était pas dû à des préférences idéologiques du gouvernement, mais résultait d'une décision pragmatique dans le contexte de la période d'urgence post-génocide. Les quelques établissements de santé gérés par l'État qui fonctionnaient encore fournissaient des soins d'urgence de mauvaise qualité à une population appauvrie incapable de payer les services de santé. En outre, le secteur de la santé était principalement constitué d'organisations non gouvernementales (ONG) qui fournissaient des soins gratuits dans le cadre des actions humanitaires.

Les paiements des frais pour des soins de santé ont été progressivement réintroduits à partir de 1997, en raison de contraintes budgétaires. Ils ont entraîné une baisse de la fréquentation des établissements de santé. En outre, l'aide des donateurs du secteur de la santé a progressivement diminué à la suite de la fin de la période d'urgence (1994-1998). Cela a incité le ministère de la Santé à demander en 1998 l'aide de l'Agence des États-Unis d'Amérique pour le Développement International (USAID) pour améliorer l'accès financier aux soins de santé par le biais de l'assurance maladie. USAID accepta d'emblée, car cette demande s'inscrivait dans le cadre de son projet en cours de Partenariats pour la réforme de la santé, un projet mondial de cinq ans qui a débuté en octobre 1995 pour soutenir la réforme du secteur de la santé dans des différents pays. À partir de 1998, un projet pilote est mis en place.

Durant cette période, la gratuité de l'accès aux soins n'a jamais été envisagée, bien que certaines ONG proposent une telle solution. Le manque de ressources a rendu difficilement acceptable l'idée de la gratuité des soins de santé, basée sur la fiscalité générale et le soutien des donateurs. Outre les contraintes financières, la gratuité fut également exclue pour des raisons idéologiques. Les dirigeants rwandais craignaient que cela n'ouvre la porte à une culture d'assistanat et de dépendance.

La conception du projet pilote fut façonnée par trois facteurs principaux :

✓ Premièrement, le projet pilote des mutuelles communautaires a pris l'exemple sur les systèmes de prépaiement testés à l'époque en Zambie : les personnes inscrites à ces programmes payaient une somme mensuelle à un établissement de santé en échange de services de soins de santé gratuits lorsque la personne tombait malade ;

✓ Deuxièmement, l'implication de la communauté dans la gestion financière du projet pilote : c'était une différence essentielle avec le projet zambien, où le personnel des établissements de santé gérait seul les fonds ;

✓ Troisièmement, lors de la conception du projet pilote, des consultations avec la base : les caractéristiques du projet-type de prestations, montant des cotisations et des tickets modérateurs[12], et les structures de gestion furent définies par le comité directeur du projet pilote après consultation de la population, du personnel de santé et des dirigeants locaux. Des fiches d'information exposant les avantages et les inconvénients de chaque option furent soumises localement à discussion au cours de plusieurs ateliers consultatifs organisés de février 1999 à juillet 1999.

L'intention des dirigeants rwandais était de promouvoir deux types de participation : la participation démocratique de la base, en renforçant le contrôle de la population sur la gestion et l'utilisation des fonds et la participation financière, pour éviter que la population ne soit un consommateur passif qui ne s'approprie pas du programme ou ne prenne pas ses responsabilités.

Le déploiement du projet pilote eut lieu dans trois districts de santé. Les campagnes de sensibilisation commencèrent en février 1999, trois mois seulement après le début du projet pilote, et les mutuelles communautaires furent lancées le 1er juillet 1999. En un an et demi seulement, 8 % de la population des districts pilotes s'étaient inscrits. Le programme a permis d'accroître l'utilisation des établissements de santé et de réduire les

---

[12] Tickets modérateurs : les frais à la charge de l'usager des services de santé

dépenses, bien que de nombreuses personnes pauvres soient restées exclues du programme parce que les cotisations étaient trop élevées pour elles. Ces résultats convainquirent les dirigeants rwandais, le ministère de la Santé déploie les mutuelles communautaires à l'échelle nationale.

Les mutuelles communautaires se sont donc développées rapidement. En conséquence, la tendance à la baisse de la fréquentation des établissements de santé depuis la fin de la gratuité des soins s'inversa. Parallèlement, les mutuelles ont attiré l'attention des autorités rwandaises. Les conseillers à la présidence de la République consultaient régulièrement le ministère de la Santé pour s'enquérir du développement des mutuelles communautaires. Elles étaient devenues une priorité nationale et furent intégrées dans le document de stratégie de réduction de la pauvreté (PRSP) de 2002. Elles bénéficièrent donc du soutien de l'ensemble du gouvernement.

En reconnaissant à la fois les bons résultats des mutuelles communautaires et leurs limites, le gouvernement énonça une série de principes dans sa politique de développement des mutuelles de santé rwandaises en 2004. Le montant des souscriptions fut normalisé à mille francs rwandais (1 000 RwF) soit 1,7 dollar américains à l'époque, par personne et par an, bien que certains donateurs aient fait valoir qu'elles restaient trop élevées pour les personnes pauvres. À ce prix cependant, compter uniquement sur les contributions de la population n'était pas financièrement viable pour les mutuelles. En outre, elles restaient inabordables pour les plus pauvres, ce qui réduisait l'équité et limitait leur développement. En conséquence, la politique de développement des mutuelles de santé de 2004 stipulait qu'un « mécanisme de solidarité nationale entre le secteur salarié public et privé formel et le monde rural, devrait être mis en place », jetant ainsi les bases d'une subvention des mutuelles par le secteur formel. La politique reconnaissait également la nécessité pour le gouvernement de soutenir financièrement les mutuelles communautaires et de les subventionner pour les plus pauvres.

Cet engagement, difficile à mettre en œuvre à court terme compte tenu de son coût, se concrétisa en 2006 grâce au financement du Fonds mondial de lutte contre le sida, la tuberculose et le paludisme (GFATM)[13]. L'année précédente, l'équipe du mécanisme de coordination nationale pour les projets financés par le Fonds mondial au sein du ministère de la Santé, composée de membres du personnel du ministère et de donateurs, avait soumis une demande innovante dans le cadre d'un appel à projets du Fonds mondial. Au lieu de demander un financement pour des interventions verticales sur des maladies particulières, l'équipe du mécanisme de coordination nationale demanda, avec succès, des fonds pour subventionner les mutuelles communautaires pour les plus pauvres sous la forme d'un projet de renforcement du système de santé. Ce projet est devenu à l'époque l'un des trois seuls projets de renforcement des systèmes de santé jamais approuvés par le Fonds mondial. Le Fonds accepta ce projet non conventionnel parce que l'équipe fit valoir de manière convaincante que pour lutter efficacement contre les maladies sur lesquelles le Fonds se concentrait (VIH, tuberculose et paludisme), il fallait améliorer l'accès financier aux soins de santé pour les plus pauvres. En

---

[13] **Le Fonds mondial de lutte contre le sida, la tuberculose et le paludisme** *(the Global Fund to Fight AIDS, Tuberculosis and Malaria, GFATM)*, souvent appelé « le Fonds mondial », ou en anglais « *the Global Fund* », est une fondation à but non lucratif destinée à « attirer, mobiliser et investir des ressources supplémentaires pour mettre fin aux épidémies de VIH, de tuberculose et de paludisme à l'appui de la réalisation des objectifs de développement durable établis par les Nations Unies.

janvier 2006, 34 millions de dollars furent mis à la disposition des mutuelles communautaires rwandaises pour les cinq prochaines années.

L'attribution de la subvention a eu deux conséquences principales pour les mutuelles communautaires rwandaises :

✓ Premièrement, elle a considérablement augmenté la couverture des mutuelles et a renforcé l'équité dans l'accès aux soins ;

✓ Deuxièmement, la subvention a rendu obligatoire l'inscription à l'assurance maladie, une mesure impossible à mettre en œuvre sans subventionner les mutuelles pour les plus pauvres.

La décision de rendre les mutuelles communautaires rwandaises obligatoires a été audacieuse et polarisante. Car cela changeait complètement le concept original de l'adhésion aux mutuelles. Elle a été prise par arrêté ministériel en 2006. Elle a ensuite été inscrite dans la loi de 2007 sur les mutuelles qui stipule que « toute personne résidant au Rwanda doit avoir une assurance maladie ».

L'adhésion obligatoire a été soutenue unanimement par le gouvernement et le parlement. La loi sur les mutuelles de 2007 fut facilement adoptée. De nombreux donateurs s'opposèrent toutefois à l'inscription obligatoire, qu'ils considéraient comme trop autoritaire. Pourtant, les autorités rwandaises n'ont pas changé leur position. La décision de rendre l'inscription aux mutuelles rwandaises obligatoire a des racines évidentes dans l'idéologie du parti, le FPR : « ne compter que sur soi-même ». Il ne fait aucun doute que les mutuelles dépendent du financement des donateurs, mais l'idée du gouvernement était de créer un système qui, à long terme, pouvait réduire cette dépendance, considérée comme dangereuse pour le pays. L'adhésion a d'abord été encouragée par les nombreux canaux de sensibilisation que peuvent utiliser les autorités aux niveaux national et local.

Il s'agit de discours de sensibilisation prononcés à la suite de l'umuganda[14], à la radio communautaire, à l'église, au marché, au sein des coopératives ou des associations de femmes. En outre, les 45 000 agents de santé communautaires opérant dans chacun des 14 744 Umudugudu[15] du Rwanda sont essentiels pour la sensibilisation et la détection des personnes qui n'ont pas payé leur adhésion aux mutuelles. L'objectif à atteindre est invariablement de 100 % d'adhésion dans tous les districts. Ce qui révèle l'engagement du gouvernement à atteindre rapidement la couverture santé universelle. Les fonctionnaires peuvent également compter sur un cadre juridique favorable pour stimuler l'adhésion. Les lois sur les mutuelles de 2007 et 2015 leur ont permis d'infliger des amendes aux personnes non adhérentes. Elles prévoient une forte dissuasion pour toute personne qui incite les autres à ne pas s'affilier au régime des mutuelles de santé est passible d'une amende administrative. En outre, les lois stipulent qu'un individu ne peut bénéficier d'une couverture sanitaire universelle que si tous les membres de son ménage y sont inscrits.

En conclusion, il est évident que le modèle rwandais n'est peut-être pas entièrement reproductible. Il est le résultat d'un paysage politique et idéologique particulier. Pourtant, il souligne l'importance de deux variables clés dans la poursuite de la couverture sanitaire universelle dans un contexte de pauvreté et de capacité limitée de l'État : la

---

[14] Le jour **de l'umuganda**, tout le monde travaille au Rwanda. Le dernier samedi de chaque mois, les citoyens participent au travail communautaire afin de servir la collectivité ou d'aider des personnes en difficulté. Ce sont des travaux communautaires mensuels organisés par l'État.

[15] L'Umudugudu au singulier, *Imidigudu* au pluriel : signifie village. Il est la plus petite entité administrative du Rwanda, subdivision de chacune des cellules qui composent les secteurs, qui composent eux-mêmes les districts, qui composent eux-mêmes les 5 Provinces du pays.

répartition du pouvoir et la rigueur des élites politiques. Pour les donateurs, cela signifie que, lorsqu'ils décident d'allouer des fonds à la protection sociale, l'analyse politique est essentielle pour évaluer les modes de prise de décision de l'élite politique, et identifier la volonté du régime de mettre en place des solutions durables.

- **La couverture sanitaire universelle par extension des mutuelles de santé communautaires au Sénégal**

Le Sénégal est un pays d'Afrique de l'Ouest, s'étendant sur une surface de 196 722 km^2 et disposant d'une importante façade maritime, à l'ouest, avec l'océan Atlantique. Le fleuve Sénégal constitue, au nord et au nord-est, une frontière avec la Mauritanie, tandis qu'à l'est-sud-est, il constitue une frontière avec le Mali. Au sud-est, la frontière avec la Guinée est traversée par les contreforts du massif montagneux du Fouta-Djalon, et celle avec la Guinée-Bissau, au sud-sud-ouest, est traversée par une forêt tropicale. Au sud, la Gambie forme une enclave et sépare la région de la Casamance du reste du pays. À l'ouest, la presqu'île du Cap-Vert constitue la partie la plus occidentale du pays et de toute l'Afrique continentale. Le Sénégal partage des frontières maritimes avec le Cap-Vert, la Mauritanie, la Gambie et la Guinée-Bissau. Et avec 720 km de côtes, la zone économique exclusive du Sénégal s'étend sur 212 000 km^2

L'actuel territoire du Sénégal a vu se développer plusieurs royaumes dont le Djolof, vassaux des empires successifs du Ghana, du Mali et de Songhaï. Après 1591, il subit le morcellement politique ouest-africain consécutif à la bataille de Tondibi. Au XVIIe siècle, plusieurs comptoirs appartenant à différents empires coloniaux européens s'établissent le long de la côte, ils servent de support au commerce triangulaire. La France prend peu à peu l'ascendant sur les autres puissances puis érige Saint-

Louis, Gorée, Dakar et Rufisque en communes françaises régies selon le statut des quatre communes. Avec la révolution industrielle, la France désirait construire un chemin de fer afin de les relier et entra en conflit avec le Damel, du Cayor, Lat Dior. Ce conflit permit à la France de faire officiellement du Cayor un protectorat en 1886, un an après la fin de la conférence de Berlin. La colonisation de l'ensemble de l'Afrique de l'Ouest est alors amorcée et Saint-Louis, puis Dakar deviendront les deux capitales successives de l'Afrique-Occidentale française (AOF) créée en 1895. Dakar devient ensuite la capitale de la République du Sénégal au moment de l'indépendance, le 04 avril 1960.

Le Sénégal est l'un des pays les plus stables d'Afrique, car il n'y a jamais eu de coup d'État, et le modèle sénégalais est souvent cité comme bon exemple dans la sous-région, même si Amnesty International dénonce encore quelques arrestations à caractère politique.

Le Sénégal est une République démocratique, le régime est semi-présidentiel, car à l'indépendance, le Sénégal a adapté le modèle politique français de 1958 comme d'autres pays africains qui étaient membres de l'AOF. Le premier Président est Léopold Sédar Senghor. En 1981 son Premier ministre Abdou Diouf prend sa succession, mais en 2000 le Parti démocratique sénégalais l'emporte avec Abdoulaye Wade, réélu en 2007. L'élection présidentielle de 2012 voit la victoire de Macky Sall face à Abdoulaye Wade.

Le 3 février 2024, quelques heures avant l'ouverture de la campagne électorale, le Président Macky Sall soutenu par sa majorité à l'Assemblée, signe un décret ajournant l'élection présidentielle en décembre avant d'être débouté, le 15 février 2024, par le Conseil constitutionnel sur fond de protestation populaire. La présidentielle s'est finalement tenue le 24 mars 2024 et Bassirou Diomaye Faye, le proche de l'opposant emblématique Ousmane Sonko, déclaré inéligible, est élu Président de la République du Sénégal avec 54,28 % des suffrages, devançant le candidat du pouvoir, Amadou Ba arrivé deuxième à la course.

L'Afrique connaît actuellement un mouvement de promotion de la couverture sanitaire universelle (CSU). Ce mouvement s'appuie en partie sur l'extension des mutuelles de santé communautaires (MSC). Pourtant, les MSC rencontrent un certain nombre de limites techniques et institutionnelles. Le Sénégal quant à lui essaye de reculer ces limites pour s'inscrire dans cette dynamique internationale en cours. C'est ainsi que le Président de la République, Macky Sall a lancé en septembre 2013, le programme national de Couverture Maladie Universelle, une des priorités de son agenda politique et a assigné au ministère de la Santé et de l'Action Sociale chargé de sa mise en œuvre, un objectif intermédiaire de couverture sanitaire universelle de 75 % de la population sénégalaise, à l'horizon 2017.

Pour l'atteinte de cet objectif avec à terme, la couverture sanitaire universelle de la population, le Ministère chargé de la santé a adopté une stratégie, centrée essentiellement, d'une part, sur le développement d'initiatives de gratuité des soins de santé primaire en faveur des groupes vulnérables (enfants, personnes âgées, handicapés...) et, d'autre part, sur la promotion des mutuelles de santé communautaires, meilleur levier d'extension de la couverture du risque maladie au secteur rural et informel.

Malgré les résultats encourageants déjà enregistrés dès le lancement du programme, il reste cependant encore à faire beaucoup d'effort pour atteindre les objectifs fixés, qui requièrent, compte tenu du faible niveau initial de couverture et des écarts à combler, la mobilisation de moyens supplémentaires et, surtout, un redimensionnement adéquat du service public de la couverture maladie universelle.

Conformément au décret de répartition des services de l'État du contrôle des établissements publics, des sociétés nationales et des sociétés à participation publique entre la Présidence de la République, la Primature et les Ministères, il a été mis en place la Cellule d'Appui à la Couverture Maladie Universelle (CACMU), un service rattaché au Cabinet du ministère de la Santé et de l'Action Sociale, chargé de développer le programme de la CMU. Mais, la CACMU a fini par atteindre les limites consubstantielles à sa nature institutionnelle.

C'est pourquoi, certaines initiatives de gratuité, notamment, le Plan Sésame[16] et la gratuité des soins pour les enfants de moins de cinq ans notamment, se heurtent à des contraintes de gestion qui rendent leur mise en œuvre complexe. En effet, elles sont actuellement cogérées par la CACMU et d'autres directions techniques chargées de la gestion de l'offre de soins, avec comme inconvénient majeur une dispersion des interventions, mais également l'existence de plusieurs interlocuteurs dans la gestion financière et technique de ces politiques de gratuité et une confusion dans la perception des usagers.

Pour mettre fin à cette situation, il a paru nécessaire de faire évoluer le dispositif organisationnel de gestion du programme de Couverture Maladie Universelle et de créer à côté des services et structures du ministère de la Santé, producteurs de soins, une agence d'exécution, dénommée Agence de la Couverture Maladie Universelle (ACMU), chargée de la mise en œuvre de la stratégie nationale de développement de la Couverture Maladie Universelle (CMU).

La CMU, acheteur de soins de santé et responsable de l'exécution du programme de Couverture Maladie

[16] **Le plan SESAME** a pour mission d'assurer aux sénégalais âgés de 60 ans et plus une prise en charge des soins de santé éligibles, au niveau des structures de santé publiques.

Universelle, constitue un puissant outil institutionnel permettant aux pouvoirs publics, de mettre en place un système efficace de financement de la santé au Sénégal. Elle a pour mission et attribution :

✓ D'assurer la mise en œuvre de la stratégie nationale de développement de la Couverture Maladie Universelle. Elle assure la tutelle des régimes de la Couverture Maladie Universelle, à l'exclusion de ceux relevant de l'assurance maladie obligatoire des travailleurs salariés, et a en charge l'encadrement technique des organismes de prévoyance qui les constituent ;

✓ Assurer la promotion des mutuelles de santé et autres mutuelles sociales dans le cadre de l'extension de la couverture du risque maladie au secteur informel et au monde rural.

À ce titre, elle est chargée notamment :

✓ De soutenir les initiatives de promotion des mutuelles de santé et autres formes de mutuelles sociales au niveau national ;

✓ D'assurer le contrôle de la régularité de la constitution des mutuelles de santé et autres mutuelles sociales ou de leurs structures faitières ;

✓ De tenir le registre national d'immatriculation des mutuelles de santé et autres mutuelles sociales ;

✓ De contrôler le fonctionnement, la situation financière et la solvabilité des mutuelles sociales.

La CMU participe à la définition et à la mise en œuvre des politiques d'extension de la couverture du risque maladie destinées aux personnes indigentes et aux groupes vulnérables en vue :

✓ De mettre en place des mécanismes d'assistance et d'entraide favorisant l'accès financier aux soins de santé des groupes vulnérables et des personnes indigentes ;

✓ De valoriser et renforcer les systèmes traditionnels de solidarité et de protection socio-sanitaire.

La CMU assure la promotion du financement de la politique de Couverture Maladie Universelle en collaboration avec les acteurs concernés à travers notamment :

- ✓ La mobilisation des ressources nécessaires à la mise en œuvre de la Couverture Maladie Universelle ;
- ✓ Le développement de mécanismes de financement pour l'appui aux mutuelles de santé et des initiatives de gratuité des soins en faveur des personnes indigentes et groupes vulnérables ;
- ✓ La négociation des tarifs des soins remboursables, dans le cadre des grilles tarifaires en vigueur fixées par arrêté interministériel ;
- ✓ Le contrôle et la vérification des mécanismes de facturation des prestations de soins de santé ;
- ✓ La réalisation d'études sur les coûts des prestations des soins et qualité.

La CMU développe des stratégies de communication pour la promotion de la couverture maladie universelle :

- ✓ Met en place un système d'information et de gestion de la couverture maladie universelle ;
- ✓ Assure le suivi et l'évaluation des différents régimes qui relèvent de sa tutelle ;
- ✓ Publie chaque année un rapport technique et financier sur la couverture maladie universelle au Sénégal.

Concrètement comment ça fonctionne sur le terrain ?

Le Gouvernement sénégalais subventionne 50 % de la prime annuelle et théoriquement depuis 2013, 100 % des cotisations pour les indigents bénéficiaires des Bourses de Sécurité familiale (BSF) inscrits au Registre national unique (RNU) qui adhèrent aux mutuelles. Les indigents et les membres des mutuelles communautaires de santé sont considérés comme faisant partie du même pilier de l'assurance maladie communautaire. Les défis de la capacité contributive des ménages sénégalais sont également largement connus, notamment pour leur adhésion aux mutuelles communautaires de santé. D'où la création de l'agence nationale pour la couverture maladie universelle (ACMU) en 2015 avec un personnel de plus de 200 personnes.

Cependant, l'objectif global ambitieux du gouvernement sénégalais de couvrir 75 % de la population totale avec les trois régimes d'ici 2017 n'a pas été atteint. La couverture actuelle est estimée aux environs de 50 %, intégrant ainsi les initiatives de gratuité (Plan Sésame, Césarienne, etc.). Donc une grande partie des bénéficiaires ne contribue pas financièrement (les enfants de moins de cinq ans, les personnes âgées) ou très peu (les élèves). En outre, au Sénégal le soutien à une assurance obligatoire a été très limité, car cela est considéré comme une ingérence trop intrusive de l'État dans la sphère individuelle.

Deux stratégies de couverture sanitaire universelle par les mutuelles de santé communautaire ont été testées au Sénégal :

Dans la première stratégie, l'État, soutenu par l'USAID a développé une approche nationale de décentralisation de l'assurance maladie (DECAM). Elle est basée sur les principes habituels des mutuelles avec l'objectif déclaré de créer au moins une mutuelle par commune. En 2013, le ministère de la Santé et l'Action sociale a considéré que les mutuelles communautaires de santé étaient « les seules ayant le potentiel de couvrir la majorité de la population sénégalaise ». Après une phase pilote lancée en 2012, la DECAM est devenue nationale en 2015. Cependant, seuls 7 % de la population du secteur informel seraient couverts par les mutuelles. La population se montre réticente et porte une opinion plutôt négative de leur gouvernance à base communautaire.

Pour contrer les défis du volontariat, l'idée a souvent été avancée au Sénégal que les gestionnaires des mutuelles soient des professionnels et leurs salaires subventionnés. De plus, la gestion reste très centralisée, le remboursement des subventions de l'État étant effectué directement entre les établissements de santé et le ministère des Finances sans passer par le système des mutuelles. Des retards de remboursements sur plusieurs années sont encore constatés. Ainsi, en 2017, l'ACMU a décidé de payer, d'abord pendant un an, le salaire d'un gestionnaire par mutuelle communautaire de santé et, pendant deux ans, une unité de gestion technique au niveau départemental (créant des unions départementales des mutuelles de santé communales), avec un gestionnaire administratif et financier et un agent chargé du suivi du régime des mutuelles communautaires de santé.

Pour la deuxième stratégie, de 2014 à 2016, deux départements du Sénégal ont testé la mise en place d'unités départementales d'assurance maladie (UDAM), conçues et soutenues par l'Agence belge de développement (Enabel)[17]. L'approche était totalement différente au départ, car elle était basée sur la mutualisation des risques au niveau régional : la portabilité régionale, l'inscription familiale ou villageoise, avec une politique de prix incitatifs pour l'inscription, et surtout la professionnalisation du personnel. Pour assurer l'efficacité de l'UDAM, il n'était plus question de s'appuyer sur la participation volontaire des villageois, mais plutôt sur le professionnalisme des cadres.

Fin 2016, les taux de pénétration pour les deux départements étaient de 21,4 % et 24 % (dont 65 % de BSF subventionnées par l'État), alors qu'en 2013 ils étaient inférieurs à 1 % pour les régimes des mutuelles

[17] **Enabel** est l'agence de développement du gouvernement fédéral belge. Elle a pour mission de mettre en œuvre les priorités politiques de la coopération gouvernementale belge et de promouvoir une solidarité internationale durable.

communautaires de santé dans ces départements. Ces UDAM auraient atteint le nombre d'inscriptions nécessaire pour assurer leur autonomie financière. L'adhésion reste volontaire, mais la professionnalisation est certainement l'une des clés de ce succès. En 2020, trois ans après l'arrêt de soutien technique et financier d'Enabel, les deux UDAM sont pérennes et financières viables. Leurs taux de pénétration sont de plus de 50 % et elles ont toutes les deux été en mesure de faire face à la pandémie de COVID-19, malgré les difficultés.

Début 2020, une analyse nationale confirme l'évolution sénégalaise avec plus de 2,2 millions de personnes inscrites dans une mutuelle fin septembre 2019. Mais, en dehors des personnes dont la cotisation est payée par l'État, c'est-à-dire les indigents bénéficiaires des Bourses de Sécurité familiale (BSF), seulement 18 % de ces personnes sont à jour du paiement de leur cotisation. En outre, moins de 40 % des bénéficiaires payent eux-mêmes leur cotisation, les mutuelles bénéficient des subventions. Autrement dit, parmi les adhérents des mutuelles de santé communautaire au Sénégal, 60 % ne contribuent pas financièrement à leur fonctionnement, ce qui peut poser des défis de viabilité financière dans un contexte de retard de paiement de la part de l'État et de pérennité de ce soutien. De plus, plus de 80 % des mutuelles de santé communautaire disposent de moins de 500 bénéficiaires contributifs.

L'exemple sénégalais montre qu'au-delà du consensus international en faveur de la CSU, la voie pour y parvenir doit nécessairement être adaptée à chaque contexte national. Et si les pays d'Afrique subsahariens souhaitent s'appuyer sur les communautés dans leur cheminement vers la CSU, ils doivent absolument réexaminer la pertinence de l'adhésion volontaire et de la gestion communautaire et bénévole. Sachant que les défis de l'adhésion obligatoire sont énormes et devraient être analysés plus en profondeur.

- **L' impact de la réduction et de la suppression des paiements directs sur la prestation de services de santé pour aller vers la CSU au Burkina Faso**

Le Burkina Faso, littéralement « patrie des personnes intègres » ou « patrie de l'intégrité », anciennement République de Haute - Volta, est un pays d'Afrique de l'Ouest. Sans accès à la mer, il est entouré de six pays : le Niger à l'est-nord-est, le Bénin à l'est-sud-est, le Togo au sud-est, le Ghana au sud, la Cote d'Ivoire au sud-ouest et le Mali au nord-ouest. Sa capitale politique, Ouagadougou, est située au centre du pays. Sa capitale économique, Bobo-Dioulasso, est située dans les Hauts Bassins, dans le sud-ouest du pays. Sa population est estimée à 20 505 155 habitants[11]. Le Burkina Faso a une superficie de 274 200 km^2.

En 1896, le Royaume Mossi de Ouagadougou devient un protectorat français, avant de devenir la Colonie de Haute-Volta en 1919, puis à nouveau en 1947, après sa suppression en 1932. Le Burkina Faso, indépendant de la France depuis le 5 août 1960, la République de Haute-Volta est renommée Le Burkina Faso en 1984 sous le régime de Thomas Sankara. Ce dernier est renversé par Blaise Compaoré et assassiné en 1987. Le pays ne connaît pas de régime démocratique avant le 30 novembre 2015 et l'accession à la Présidence de Roch Marc Christian Kaboré. Cette première période démocratique s'achève en 2022, lors des coups d'État successifs : le lieutenant-colonel Paul-Henri Sandaogo Damiba, le 24 janvier 2022, à la tête du Mouvement patriotique pour la Sauvegarde et la Restauration, conduit un coup d'État contre le Président Roch Marc Christian Kaboré et devient Président du Burkina Faso ; le Capitaine Ibrahim Traoré, le 30 septembre 2022, il renverse le lieutenant-colonel Paul Henri Sandaogo Damiba par un coup d'État et prend la tête du

Mouvement patriotique pour la Sauvegarde et la Restauration et devient Président du Burkina Faso.

Dans le but d'accroître l'assistance qualifiée à l'accouchement, Burkina Faso a considérablement réduit ou entièrement supprimé les paiements directs des services de soins obstétricaux. Cette politique se justifie par le fait qu'il est largement reconnu que le paiement direct constitue un obstacle financier majeur à l'accès aux soins de santé, en particulier pour les groupes vulnérables, tels que les femmes enceintes. Les politiques de réduction et de suppression des paiements directs visent à faciliter l'accès aux soins de santé en réduisant les obstacles financiers au point de service de santé, et donc à accroître leur utilisation et, en fin de compte, à améliorer les résultats en matière de santé.

C'est dans la région du Sahel du Burkina Faso, où la politique nationale de réduction des paiements directs et le projet pilote de suppression des paiements directs ont été mis en œuvre en parallèle.

La région du Sahel est située au nord-est du Burkina Faso. Les habitants sont principalement des éleveurs et agriculteurs. Selon le ministère de la Santé du Burkina Faso, le Sahel est la région la plus pauvre du pays. Elle est composée de quatre districts ruraux : Dori, Sebba, Djibo et Gorom. Dans cette région, selon le même ministère, avant la mise en œuvre de la réduction ou de la suppression des paiements directs, l'utilisation des services de soins de santé, y compris la couverture des accouchements par du personnel qualifié, était parmi les plus faibles du pays. En 2006, le taux d'accouchement en formation sanitaire n'était que de 17,6 %, alors que la moyenne nationale était de 42,9 %

De 2011 à 2014, de nombreuses études ont été menées pour évaluer les effets des politiques de réduction et de suppression des paiements directs ciblant les soins de santé.

Au-delà des variations méthodologiques et des limites qui affectent inévitablement toutes les études visant à identifier de potentiels liens de causalité, les données de ces études convergent toutes pour indiquer un effet immédiat et positif sur l'utilisation de services de santé à la suite de la réduction ou de la suppression des paiements directs des soins de santé. Plus précisément, deux études menées par des chercheurs (Johri, Ridde, Heinmüller et Haddad), ont identifié une augmentation substantielle du taux d'accouchements assistés seulement un an après l'introduction du projet pilote de suppression des paiements directs dans la région du Sahel.

Concrètement, sur le terrain on constate deux politiques d'intervention sanitaires parallèles, mais différentes, de financement ciblant les paiements directs des services d'accouchement au Burkina Faso : la politique nationale de réduction des paiements directs pour l'accouchement et les soins obstétriques et néonataux d'urgence (SONU) et le projet pilote de suppression totale des paiements directs (le projet pilote) soutenu par l'ONG allemande HELP[18] financée par ECHO[19].

[18] **Help – Hilfe zur Selbsthilfe** : est une ONG allemande d'aide d'urgence et au développement créée en Allemagne en 1981 suite à la crise en Afghanistan. À ses débuts, elle s'était donnée pour mandat d'apporter de l'aide à des personnes en détresse, victimes de catastrophes naturelles ou de conflits armés, sans distinction d'origine ethnique, de race, de religion, d'idéologie ou de sexe comme le stipulait le premier statut. Cette mission se poursuit depuis plus de 40 ans à travers le monde et s'est élargie au soutien à des initiatives de développement. Help est présente au Burkina Faso depuis 2008. Elle est engagée aux côtés du gouvernement burkinabè pour contribuer à améliorer la situation des personnes vulnérables ou affectées par une catastrophe ou des conflits de diverses origines.

[19] L'Office humanitaire de la Communauté européenne (**ECHO**) a été fondé en 1992 par la deuxième commission Delors. L'office est devenu la Direction générale de l'aide humanitaire en 2004. En 2009, le bureau a été rebaptisé service d'aide humanitaire et de protection civile de la

La première politique : (la politique nationale de réduction des paiements directs pour l'accouchement et les soins obstétriques et néonataux d'urgence (SONU), a été mise en œuvre à l'échelle nationale de janvier 2007 à avril 2016. Cette politique a permis de réduire les paiements directs au lieu de soin de santé en mettant effectivement en place une subvention de 80 % pour la prise en charge de l'accouchement. Sur la base d'une étude de coûts, le gouvernement a fixé des tarifs fixes pour les services de soins de santé et a remboursé 80 % de ces valeurs aux formations sanitaires, laissant aux femmes le soin de payer les 20 % restants au point d'utilisation de soin. Cette contribution de 20 % allait de 900 FCFA pour un accouchement normal, à 3 600 FCFA pour un accouchement compliqué et à 11 000 FCFA pour une césarienne. Cette politique prévoyait également que les 20 % de femmes les plus pauvres soient totalement exemptées du paiement des services de soins d'accouchement. Tous les districts de santé de la région du Sahel du Burkina Faso ont été touchés par cette politique, comme tous les autres districts de santé du pays.

La deuxième politique était le projet pilote de suppression totale des paiements directs des soins de santé, qui a été mis en œuvre par les autorités sanitaires locales avec le soutien de HELP uniquement dans deux districts, Dori et Sebba, depuis septembre 2008. Le projet pilote a entraîné la suppression totale des paiements directs pour les femmes enceintes, les indigents et les enfants de moins de cinq ans.

Les SONU et le projet pilote ont été mis en œuvre conjointement avec d'autres initiatives parallèles visant à améliorer les soins maternels. Plus précisément, le projet pilote a été accompagné d'une série de mesures de soutien

---

Commission européenne ou de l'Union européenne, mais a néanmoins conservé son acronyme ECHO.

visant à améliorer la qualité des soins. De même, les SONU ont été mis en œuvre sur un système déjà opérationnel, ce qui signifie qu'elle a eu lieu en même temps que d'autres activités visant à renforcer les performances du système de santé, y compris l'amélioration de la qualité des services.

Pour atteindre le troisième Objectif de Développement Durable des Nation Unies, il apparait clairement la nécessité d'investir dans des politiques qui suppriment toutes les barrières financières au point d'utilisation des soins de santé. Le processus initié au Burkina Faso avec le lancement de la politique de gratuité en avril 2016, consacrant la suppression de tous les paiements directs pour les soins préventifs et curatifs pour les femmes enceintes et allaitantes et les enfants de moins de cinq ans doit servir de leçon aux pays d'Afrique subsahariens y compris la République de Guinée qui hésitent encore de se mettre en chemin vers la couverture sanitaire universelle. Car la mise en œuvre d'une politique sanitaire nationale de telle envergure, est susceptible d'entraîner une nouvelle augmentation du recours aux soins de santé de qualité en réduisant les obstacles financiers dans les services de santé et plus particulièrement, peut produire des gains aussi importants sur la couverture des accouchements en formation sanitaire dans d'autres pays d'Afrique subsahariens où les taux d'accouchement par du personnel qualifié sont initialement aussi faibles que dans la région du Sahel du Burkina Faso.

Dans le cas du Burkina Faso, il est clair que les efforts d'accompagnement pour améliorer la qualité de la prestation de services aient contribué à attirer les femmes dans les formations sanitaires. Mais le fait que le taux des accouchements en formation sanitaire se soit stabilisé quatre ans après le début des SONU et du projet pilote, suggère l'existence d'autres obstacles importants en dehors des financiers. Au prime abord, la détérioration de la qualité des soins due à une augmentation excessive de l'utilisation a été considérée comme une raison possible des effets non durables. Cependant, on sait que les SONU et le projet pilote ont été mis en œuvre en même temps que des mesures d'amélioration de la qualité, donc ce raisonnement peut ne pas être applicable ici. Par conséquent, l'hypothèse émergente la plus crédible pour expliquer le plafonnement des effets avant le sommet est que les besoins non satisfaits en raison de contraintes financières ont été satisfaits dans ce délai, tandis que d'autres obstacles non financiers notamment l'accessibilité géographique, le manque d'informations, le manque de transport, les considérations culturelles, les tabous et les facteurs individuels ont continué à entraver l'accès aux soins de santé.

Cela signifie que les paiements directs ne sont qu'un des nombreux obstacles à l'accès aux soins au Burkina Faso. Par conséquent ce phénomène est possible dans tous les pays subsahariens à commencer par la République de Guinée. Cela implique que la mise en œuvre effective de la suppression des paiements directs ne suffit pas à elle seule à atteindre la couverture totale et souligne la nécessité de prendre d'autres mesures d'accompagnement qui abordent de manière globale les autres obstacles non financiers importants pour garantir que toutes les femmes accouchent en présence d'un professionnel de santé qualifié et que toute la population ait l'accès aux soins de santé de qualité.

En s'appuyant sur le cas du Burkina Faso, on montre sans ambiguïté le potentiel des politiques sanitaires de réduction et de suppression du paiement direct des soins de santé pour produire des augmentations positives et durables de l'utilisation des services des soins de santé de qualité. Tout en reconnaissant l'étape importante franchie par le Burkina Faso vers la CSU en lançant la politique de gratuité en 2016, une approche multisectorielle, abordant les obstacles au-delà des paiements directs des soins de santé dans les services de soins de santé, est nécessaire pour garantir que toutes les femmes en particulier bénéficient d'une assistance qualifiée lors de l'accouchement et en général toute la population ait l'accès aux soins de santé de qualité.

- **Le financement basé sur la performance (FBP) et la fourniture de médicaments essentiels (ME) en faveur d'une couverture sanitaire universelle au Cameroun**

La République du Cameroun, est un État de l'Afrique centrale situé entre le Nigeria au nord-nord-ouest, le Tchad au nord-nord-est, la République Centrafricaine à l'est, la République du Congo au sud-est, le Gabon au sud, la Guinée équatoriale au sud-ouest et le golfe de Guinée au sud-ouest. Les langues officielles sont le français et l'anglais pour un pays qui compte une multitude de langues locales. Le Cameroun est surnommé « l'Afrique en miniature » en raison de sa diversité climatologique, minière, géographique, humaine, linguistique et culturelle. Le pays s'étire vers le nord jusqu'au Lac Tchad, reliant l'Afrique équatoriale à l'Afrique occidentale et constituant un pont entre l'Afrique centrale et occidentale. L'ouest du pays présente une importante chaîne volcanique dominée par le mont Cameroun, qui est le point culminant d'Afrique centrale avec 4 100 m d'altitude.

Avant la période coloniale, les habitants ne forment pas un seul groupe homogène et présentent plusieurs formes d'organisations sociales allant de royaumes structurés à des ethnies nomades. Aux anciens royaumes (Bamoun, Bandjoun, Adamaoua, Mandara) succède au XIXe siècle la colonisation allemande qui place le Cameroun sous protectorat. À l'issue de la première guerre mondiale avec la défaite de l'Allemagne, le Cameroun est divisé en deux territoires sous mandat, la partie orientale étant administrée par la France et la partie occidentale par le Royaume-Uni.

Au lendemain de la Seconde Guerre mondiale, les deux territoires sont placés sous la tutelle des Nations Unies. Le territoire sous administration française accède à l'indépendance sous l'appellation de République du Cameroun le 1er janvier 1960 avec comme Président Ahmadou Ahidjo. Il est rejoint par le Cameroun méridional (partie du territoire sous administration britannique) le 1er octobre 1961 pour former la République fédérale du Cameroun qui, le 20 mai 1972, est renommée, République Unie du Cameroun, puis République du Cameroun en 1984. Depuis la démission d'Ahidjo en 1982, Paul Biya sert comme Président du pays. La vie politique camerounaise est dominée par le Président Paul Biya et son parti, l'Union Nationale Camerounaise, devenue le Rassemblement Démocratique du Peuple Camerounais en 1985.

Dans les pays à faible revenu, les médicaments essentiels (ME) sont des outils sûrs pour lutter contre les maladies. Par exemple la simple sulfadoxine-pyriméthamine[20] et le fer acide folique[21] à faible coût peuvent réduire la mortalité maternelle et infantile. Il est évident qu'en dehors de médicaments essentiels on ne peut pas parler de la couverture sanitaire universelle en Afrique subsaharienne et au Cameroun. La fourniture de médicaments essentiels (ME) appropriés, de haute qualité, à coût abordable, et de manière régulière a été établie comme une priorité mondiale. Sa mise à disposition au niveau le plus reculé du système de santé est l'un des éléments les plus rentables

[20] **Sulfadoxine –pyriméthamine :** C'est un médicament, un antipaludique. Il est préconisé dans le traitement des crises de paludisme. Le paludisme est une maladie causée par un parasite microscopique, transmis par les piqûres de moustiques qui sévit dans les pays tropicaux. Cette affection doit être dépistée et traitée rapidement.

[21] **Fer acide folique :** c'est un médicament indiqué comme traitement préventif des carences en fer et en acide folique en cas de grossesse.

pour tout système de santé et l'une des stratégies visant à renforcer le système de soins de santé primaires. Mais malgré, les ME ne sont souvent pas disponibles dans ces régions. Plus de la moitié des femmes et des enfants d'Afrique subsaharienne n'ont pas accès aux médicaments dont ils ont besoin. Le financement des médicaments essentiels est une composante essentielle des soins de santé, car ils représentent une part importante des dépenses de santé.

La conception de systèmes de financement basé sur la performance peut aider les décideurs politiques à améliorer la disponibilité des médicaments nécessaires et à obtenir un accès substantiel aux médicaments essentiels. Par conséquent améliorer la couverture sanitaire de leurs populations. Par exemple, les stratégies de passation des marchés peuvent inciter les acteurs du système de santé à améliorer la disponibilité des médicaments d'urgence et à les utiliser de manière plus appropriée et plus efficace. Grâce à une réglementation stratégique des formations sanitaires et à des mesures d'incitation à l'intention des prescripteurs. Certains pays ont mis en œuvre des réformes du financement de la santé afin d'améliorer l'efficacité de la prestation des services et de réduire les dépenses en médicaments pour parvenir à une couverture sanitaire universelle. L'une de ces réformes du financement de la santé est appelée financement basé sur la performance (FBP).

Le FBP consiste à établir une relation contractuelle entre une agence d'achat de performance (AAP) et des entités de prestation, telles que les districts sanitaires et les centres de santé, par laquelle ces dernières sont payées à la réalisation d'un ensemble d'objectifs, dont certains peuvent cibler spécifiquement la disponibilité et l'accessibilité des médicaments, les uns des maillons essentiels de la CSU. Une plus grande autonomie dans la gestion des ressources financières et humaines, la concurrence entre les fournisseurs de médicaments, l'intensification de la supervision du personnel et le renforcement de la réglementation ont été décrits comme des facteurs permettant aux agences d'achat de performance (AAP) d'améliorer l'offre des médicaments essentiels. Le programme de FBP a donc le potentiel de garantir que les ressources soient dirigées vers les soins de santé primaires, et peut être utilisé pour inciter de manière appropriée les gestionnaires et les prestataires en améliorant la disponibilité et la qualité des médicaments d'urgence dans les formations sanitaires pour que la plupart des interventions essentielles de CSU soient réalisées.

Des recherches menées au Cameroun par le ministère de la santé ont montré qu'environ la moitié des médicaments génériques largement utilisés sont disponibles dans les centres de santé primaires. Pourtant l'indice d'accès et de qualité des soins de santé du pays est l'un des plus faibles au monde et la mauvaise qualité des prestations de services de santé a entraîné une surmortalité inquiétante.

Avant l'introduction du programme de FBP au Cameroun, le système public d'approvisionnement en médicaments essentiels s'articulait autour d'une seule actrice nationale, la Centrale Nationale d'Approvisionnement en Médicaments et Consommables Médicaux Essentiels (CENAME). Au niveau régional, deux entités étaient chargées de l'approvisionnement et de la distribution des médicaments : les Fonds Régionaux de Promotion de la Santé (FRPS) dans trois régions et les Centres d'Approvisionnement Pharmaceutiques Régionaux (CAPR) dans les sept autres régions du pays. La mission de la CENAME consistait à acheter des ME de qualité au niveau international et à approvisionner les FRPS et les CAPR. Ces deux derniers acteurs étaient à leurs tours responsables de l'approvisionnement des formations sanitaires publiques. L'une des clés de voûte du FRPS était son système de dépôt et de vente. Sur une base régulière et selon un plan préétabli, le FRPS déposait les médicaments dans les pharmacies des formations sanitaires et collectait la vente du dépôt précédent. Pour ce qui concernait les CAPR, les formations sanitaires publiques commandaient les médicaments trimestriellement sur la base d'une estimation de la quantité nécessaire. Les formations sanitaires non publiques se procuraient les produits auprès de fabricants étrangers ou locaux ou de grossistes privés agréés. L'approvisionnement de certains produits tels que les vaccins, les antirétroviraux, la vitamine A et ceux du planning familial était géré par des programmes verticaux spécifiques à chaque maladie. La CENAME a régulièrement souffert d'une pénurie chronique de produits, d'une gestion inadéquate et de mauvaises allocations budgétaires. En conséquence, les formations sanitaires ont connu de fréquentes ruptures de stock de médicaments essentiels dans le secteur public, ce qui n'était pas favorable à la CSU.

Dans le souci de réduire la rupture des médicaments dans les districts de santé, le gouvernement du Cameroun a lancé le programme de financement basé sur la performance (FBP) dans 26 districts sanitaires répartis dans quatre régions sur dix et a mis en place une agence d'achat de performance (AAP) qui a permis aux formations sanitaires de s'approvisionner en médicaments et en fournitures, soit auprès des distributeurs ou des grossistes privés, agréés par le gouvernement. Les contrats de performance réglementaient les paiements de performance de l'AAP aux formations sanitaires. Les AAP signaient des contrats trimestriels avec les entités de régulation (district sanitaire ou délégation régionale de la santé publique) pour évaluer la qualité technique des formations sanitaires. Elles signaient également des contrats trimestriels avec des organisations communautaires pour effectuer des évaluations au niveau de la communauté. Les contrats visaient les services de soins de santé prioritaires, principalement liés à la santé maternelle et infantile, mais ne prévoyaient pas la disponibilité des médicaments essentiels. Chaque mois, le personnel des AAP vérifiait la quantité de services fournis, tandis que les organismes de régulation procédaient à l'évaluation de la qualité sur une base trimestrielle. Une partie de la liste de contrôle de la qualité était axée sur la disponibilité et la gestion des médicaments essentiels et des consommables médicaux. Les paiements aux formations sanitaires du FBP devaient être effectués après vérification des volumes de services déclarés ainsi que des évaluations de la qualité des soins. L'intervention du FBP comprenait des contrats et des paiements à la performance, une supervision renforcée et une autonomie de gestion, y compris l'achat des médicaments.

Concrètement, dans la plupart des cas, les médicaments ne sont pas substituables et l'absence d'un seul médicament est susceptible d'entraver la qualité des soins et compromettre la progression vers la CSU. Par exemple, dans le cas de la vaccination, si un vaccin est en rupture de stock, cela compromet l'état vaccinal global de l'enfant. Ainsi, d'un point de vue clinique, on suppose que lorsqu'il manque (soit par rupture de stocks ou non acheté par manque de moyens) un médicament dans une prescription médicale, même si les autres médicaments étaient disponibles et achetés par le patient, la qualité des soins ne peut pas être garantie.

Malheureusement, sur le terrain on a constaté que l'intervention du programme de FBP n'a eu aucun effet sur les ruptures de stock de médicaments de soins prénataux, de médicaments de la prise en charge intégrée des maladies de l'enfance (PCIME) et de médicaments pour l'accouchement. Cependant, l'intervention du programme de FBP a été associée à une réduction significative des ruptures de stocks de médicaments de planification familiale, de consultations prénatales et les vaccins, surtout dans la région du Nord-est et dans les zones rurales.

Le Cameroun a été l'un des pays de l'Afrique subsaharienne à avoir tenté de s'attaquer explicitement à l'approvisionnement en médicaments dans son programme FBP, en plaçant les Fonds Régionaux de Promotion de la Santé (FRPS) au centre de la conception de l'intervention. On pense que l'absence d'effets sur l'ensemble des médicaments est liée probablement aux certains problèmes dans la conception et la mise en œuvre de l'intervention.

La mise en œuvre du programme de FBP au Cameroun s'est heurtée à des difficultés considérables, telles que le retard dans le paiement des prestations. Déjà, en juin 2018, les factures impayées s'élevaient à 4,7 millions de dollars, soit près d'un an de retard de paiement. Un autre défi considérable concernait le manque d'autonomie de gestion et de décision des structures qui limitaient la capacité des prestataires à acheter leurs propres médicaments. Le processus de transfert s'est avéré difficile, car il a connu d'importants problèmes opérationnels : par exemple, l'absence de contrats de performance entre les formations sanitaires et les agences d'achat de performance (AAP), la perturbation et l'interruption des services, et la réduction importante des salaires des experts du programme de FBP, ce qui a conduit à leur démotivation extrême. Cela a suscité beaucoup d'inquiétudes parmi le personnel des formations sanitaires quant à une éventuelle cessation du programme FBP.

On peut penser que le manque d'effets quantitatifs observé sur le terrain pourrait résulter en partie des difficultés de mise en œuvre. Il est également possible que le faible effet observé, trois ans après le début du programme, laisse soupçonner un relâchement progressif de la mise en œuvre de l'intervention du FBP, ce qui devrait attirer l'attention des décideurs politiques sur un éventuel épuisement du programme, ainsi que sur la question de la pérennité à long terme de ses effets.

Le cas du Cameroun prouve que les effets des interventions du FBP sur l'amélioration des approvisionnements et les stocks de médicaments essentiels peuvent fonctionner différemment selon les caractéristiques spécifiques du contexte. Malgré les attentes élevées, les interventions de FBP ne fonctionnent pas toujours comme planifiées au moment de leur mise en œuvre. L'inattention envers les facteurs liés aux défis de la mise en œuvre peut miner les effets potentiels de cette intervention. Pour les décideurs politiques, il convient d'accorder une plus grande attention à ces facteurs, et ceci dès l'étape de la conception du programme. Ceci inclut la question de l'autonomie des formations sanitaires et des paiements des services. En outre, les décideurs politiques doivent rester vigilants et prendre des actions nécessaires pour éviter le relâchement dans la mise en œuvre de l'intervention afin d'espérer une pérennité des effets du programme.

Par ailleurs, les autorités sont également appelées à mettre en œuvre des interventions appropriées pour garantir l'équité, telles que le soutien au réapprovisionnement en médicaments et aux primes d'équité pour les formations sanitaires dans les zones difficiles d'accès. Ces efforts concernent aussi le renforcement des systèmes de réglementation des médicaments afin de garantir la qualité des produits, d'améliorer la gestion de la chaîne d'approvisionnement et de soutenir sa disponibilité au dernier kilomètre du pays.

En conclusion, pour mettre en place une intervention complexe comme le financement basé sur la performance (FBP), on ne doit rien négliger, il est essentiel de mettre correctement en pratique l'ensemble de stratégies qui peuvent soutenir le programme et son impact à long terme.

CONCLUSION

En Guinée, l'accès aux soins de santé est un droit pour tous. Cependant, la majorité de la population n'y a pas accès. Aujourd'hui l'espoir est tourné vers la couverture sanitaire universelle (CSU) qui est au cœur de tous les débats politiques, mais la voie pour y parvenir semble jonchée d'embuches.

L'instauration de la CSU est un facteur de transformation des sociétés parce qu'elle assure à tous l'accès aux soins de santé qui s'avèrent nécessaires et supprime les inégalités qui existent aujourd'hui en Guinée. La CSU, qui est bénéfique pour la santé de la population et pour la sécurité sanitaire, est aussi un élément de base de nombre des ambitions formulées par les pays dans le programme de développement durable à l'horizon 2030, comme la réduction de la pauvreté et des inégalités, et la constitution de sociétés pacifiques, justes et fortes.

Cependant, il n'y a pas de voie unique pour atteindre la CSU, seulement elle doit nécessairement être adaptée à chaque contexte national. De la même façon, les pays ne progresseront pas tous au même rythme, mais tous peuvent progresser vers la CSU. Si la Guinée souhaite s'appuyer sur les mutuelles de santé communautaire dans son cheminement vers la CSU, (Comme le suggère l'OMS dans son analyse des mutuelles : « l'inscription obligatoire de la population est devenue nécessaire, tout comme la professionnalisation de leur gestion, qui n'est pas synonyme de privatisation »), elle doit absolument réexaminer la pertinence de l'adhésion volontaire et la gestion communautaire et bénévole. En sachant bien que les défis de l'adhésion obligatoire et la professionnalisation de la gestion des mutuelles de santé communautaire sont énormes et devraient être analysés plus sérieusement et en profondeur.

Dans un contexte de tension sociopolitique avec la rareté des ressources, de la corruption galopante, de l'incertitude de l'aide étrangère et de faibles capacités contributives des communautés, l'inscription obligatoire et la professionnalisation de la gestion des mutuelles de santé communautaire ne peuvent être réalisées efficacement que si l'État guinéen s'engage à prendre au sérieux la santé de ses citoyens en augmentant substantiellement le financement public du système de santé et en subventionnant durablement les cotisations des membres qui ne peuvent pas cotiser. Et il est absolument nécessaire de réfléchir à la manière dont les communautés peuvent trouver et jouer un rôle significatif dans la gouvernance des mutuelles tout en assurant la professionnalisation et l'inscription obligatoire pour faire avancer l'objectif ambitieux d'atteindre la CSU d'ici 2030.

Il s'agit également d'un appel aux pays africains à s'appuyer davantage sur les mécanismes de financement public obligatoire issus d'une fiscalité progressive.

Structures éditoriales du groupe L'Harmattan

L'Harmattan Italie
Via degli Artisti, 15
10124 Torino
harmattan.italia@gmail.com

L'Harmattan Hongrie
Kossuth l. u. 14-16.
1053 Budapest
harmattan@harmattan.hu

L'Harmattan Sénégal
10 VDN en face Mermoz
BP 45034 Dakar-Fann
senharmattan@gmail.com

L'Harmattan Cameroun
TSINGA/FECAFOOT
BP 11486 Yaoundé
inkoukam@gmail.com

L'Harmattan Burkina Faso
Achille Somé – tengnule@hotmail.fr

L'Harmattan Guinée
Almamya, rue KA 028 OKB Agency
BP 3470 Conakry
harmattanguinee@yahoo.fr

L'Harmattan RDC
185, avenue Nyangwe
Commune de Lingwala – Kinshasa
matangilamusadila@yahoo.fr

L'Harmattan Congo
67, boulevard Denis-Sassou-N'Guesso
BP 2874 Brazzaville
harmattan.congo@yahoo.fr

L'Harmattan Mali
Sirakoro-Meguetana V31
Bamako
syllaka@yahoo.fr

L'Harmattan Togo
Djidjole – Lomé
Maison Amela
face EPP BATOME
ddamela@aol.com

L'Harmattan Côte d'Ivoire
Résidence Karl – Cité des Arts
Abidjan-Cocody
03 BP 1588 Abidjan
espace_harmattan.ci@hotmail.fr

L'Harmattan Algérie
22, rue Moulay-Mohamed
31000 Oran
info2@harmattan-algerie.com

L'Harmattan Maroc
5, rue Ferrane-Kouicha, Talaâ-Elkbira
Chrableyine, Fès-Médine
30000 Fès
harmattan.maroc@gmail.com

Nos librairies en France

Librairie internationale
16, rue des Écoles – 75005 Paris
librairie.internationale@harmattan.fr
01 40 46 79 11
www.librairieharmattan.com

Librairie l'Espace Harmattan
21 bis, rue des Écoles – 75005 paris
librairie.espace@harmattan.fr
01 43 29 49 42

Lib. sciences humaines & histoire
21, rue des Écoles – 75005 paris
librairie.sh@harmattan.fr
01 46 34 13 71
www.librairieharmattansh.com

Lib. Méditerranée & Moyen-Orient
7, rue des Carmes – 75005 Paris
librairie.mediterranee@harmattan.fr
01 43 29 71 15

Librairie Le Lucernaire
53, rue Notre-Dame-des-Champs – 75006 Paris
librairie@lucernaire.fr
01 42 22 67 13

www.ingramcontent.com/pod-product-compliance
Lightning Source LLC
LaVergne TN
LVHW021226061026
849535LV00008B/2936
* 9 7 8 2 3 3 6 5 0 4 0 3 2 *